動画でわかる 手術患者のポジショニング

編著 田中マキ子　山口県立大学 看護栄養学部
　　 中村義徳　　天理よろづ相談所 在宅世話どりセンター

中山書店

序　文

　褥瘡予防のためのポジショニングに関する書籍の企画を構想してから早2年余．今，やり残していた課題をやっと終えたような気持ちで，少しほっとしている．

　昨年，筆者は『動画でわかる　褥瘡予防のためのポジショニング』（中山書店）を企画・出版したが，その時から「手術室のポジショニング」についても手がけたいと思っていた．しかし，本を1冊つくることは大変で，文章だけでなく，測定や実演というように取り組むべきことは幅広く，また作業工程も複雑なため，2冊の本を同時に刊行するのはとても無理であった．

　手術室での褥瘡予防に関する研究に取り組み始めたのは，5～6年前になるだろうか．国立岩国病院（現独立行政法人国立病院機構岩国医療センター）の手術室の看護師さん方と取り組んだ「手術用体圧分散寝具の効果測定」に端を発している．手術中に発赤を形成したため，どんな体圧分散寝具を用いれば効果的かを明らかにしたいということから共同研究を始めた．このときに，株式会社モルテンの協力により，仰臥位での開腹手術症例の体圧変化を，エルゴチェック®を用いて経時的に実測できたことが，その後の取り組みへとつながることになった．そして，その当時の師長さんやスタッフの方々，医師の理解と協力，患者さまの協力が得られなかったら，この書籍企画を実現するまでの強い意思をもつには至らなかったと思う．振り返るにつれ，人との出会いに感謝する．

　本書の企画時も，私自身に手術室看護師の経験があるわけではなく，心細いこと限りなかった．何をどうやって進めればよいのか，臨床症例をどう取り入れるかなど，スタート時点から多くの課題を抱えていた．そんななかで，天理よろづ相談所病院手術部長（当時）の中村義徳先生の多大なご尽力と，同院手術室のスタッフの方々の理解と協力，患者さまの了解，また多くの企業の方々の協力が得られ，本書の完成に至ることができた．私の強引さにお付き合いいただいた皆様方には，お詫びするとともに深く感謝したい．とりわけ，中山書店の木村さんには"時間との戦い"を強いた．最後まであきらめずにお付き合いいただき，感謝申し上げたい．

　本を書き終えていつも感じるのは，「喜び」と表裏一体のように起こる「不安」である．「内容に間違いはないか」「あれを示したのであれば，これも示せばよかった」「あのことについては十分に説明できているだろうか」など心配事は尽きない．内容の不十分な面も否めないだろう．しかし，これまでなかなか確認が難しかった手術に伴う変化過程のデータを示したことで，手術医療や看護のあり方について，多少なりともヒントを提供できたのではないかと思っている．

　多くの方々の支援と協力に感謝するとともに，本書が手術医療の進歩に寄与するものになることを願っている．

2007年8月

朝日に映える松江城を眼下に
田中　マキ子

CONTENTS

序文 iii

第1章　手術患者のポジショニングに関する基礎知識

1 手術患者のポジショニングの意義と重要性 2
2 手術患者のポジショニングに必要な視点 7
3 体圧分散寝具・補助枕の選択 12

第2章　実践に活かす手術時のポジショニング

1 仰臥位 22
　● ポジショニングの実践：仰臥位 DVD▶❶ 25
　● 仰臥位の応用：ローテーション時のポジショニング（頭側および右側低位の場合）DVD▶❷
　　.. 33
　● 仰臥位の応用：腹腔鏡下胆囊摘出術（ラパコレ）時のポジショニング DVD▶❸
　　.. 36

2 側臥位 41
　● ポジショニングの実践：側臥位 DVD▶❹ 44
　● 側臥位の応用：30度側臥位を取りローテーションをかけて水平にする場合の
　　ポジショニング DVD▶❺ 46
　● 側臥位の応用：パークベンチ体位のポジショニング DVD▶❻ 52

3 腹臥位 55
　● ポジショニングの実践：単純腹臥位 DVD▶❼ 59
　● ポジショニングの実践：四点支持器を使用する場合 DVD▶❽ 61
　● 腹臥位の応用：ジャックナイフ体位のポジショニング DVD▶❾ 63
　● 腹臥位の応用：ヘイスティング体位のポジショニング DVD▶❿ 68

4 砕石位 72
　●ポジショニングの実践：砕石位 DVD▶⑪ 76
5 座位 80
　●ポジショニングの実践：座位 DVD▶⑫ 84

第3章　臨床例でのポジショニング検討

1 腹腔鏡下胆嚢摘出術を受ける患者のポジショニング検討 DVD▶⑬
　... 88
2 腰椎椎弓切除術を受ける患者の腹臥位のポジショニング検討 DVD▶⑭
　... 98

あとがき 109
索引 111

※ DVD▶● の付いている項目は付属のDVDにて動画を見ることができます．

第1章

手術患者のポジショニングに関する基礎知識

　手術時のポジショニングの基本的な方法について解説された書籍は多い．しかし実際の臨床現場では，患者の状態や術式，使用する器機などに応じて，施設ごとの工夫が施されていることも少なくない．このような工夫された方法の適正さについて確認する意味からも，基本事項を改めて問うことは重要であると考える．

　本章では，手術に関するポジショニングの重要性やアセスメントの視点，さらに手術室で使用される体圧分散寝具に関する基本的なデータから，手術患者のポジショニングに必要な基礎知識について述べていく．

# 手術患者のポジショニングの意義と重要性

 ## 高齢患者の手術と褥瘡

手術を受ける高齢患者の増加に伴う課題

　高齢患者の増加に伴い，医療現場では様々な変化が起きている．手術においても例外ではない．手術の長時間化や手術技術の高度化も相まって，特に褥瘡発生との関係においては多くの課題を抱える状況になっている．

　褥瘡は，外力により圧迫を受けた部分の軟部組織の血流が低下・停止することから，酸素や栄養の供給が阻まれ，それが一定時間持続することで組織が不可逆的な阻血性障害に陥り，阻血性壊死に至ることから生じるといわれる[1]．

　近年，褥瘡治療・ケアについて，多くのエビデンスが提示され，褥瘡発生の予防，具体的な予防方法，発生後の治療およびケアなどを含めた様々な分野において，大きな飛躍がみられる．しかし意外にも，こうした動向に十分に追従できているとはいえないのが手術に関係する褥瘡（周手術期褥瘡）である．従来は手術適応でなかった高齢者にも適応が広がったことで，外力に対する脆弱な皮膚というものを十分に考慮しなければならなくなった．また，栄養状態においても手術を契機に低栄養を招来することが多く，それが皮膚の組織・構造的な耐久性の低下につながり，思わぬ褥瘡発生に遭遇することも少なくないことに気づくようになった．

　しかし，こうした褥瘡の発生メカニズムを，手術療法を受ける患者の状況に照らしたときに，褥瘡発生を回避，あるいは予防することがそう簡単ではないことがわかるだろう．手術療法と褥瘡治療・ケアとの間には，要求される環境条件に相反するものが多い．そのため，思わぬ状況での褥瘡発生を経験することになるのだが，それに対する医療者側の認識が予想以上に甘いと感じることは少なくない[2]．周手術期にも，慢性期疾患の場合と同じように，褥瘡発生のリスクが高いことを考慮し，周手術期なればこその褥瘡予防の介入・ケアの確立を課題とすべきであろう．

手術療法の特殊性と褥瘡発生リスク

　手術中は，通常の臨床で行われるような頻繁な体位変換や，患者の状態に応じての除圧や分散状態をよくするための体圧分散マットレスの使用などが制限されることが少なくない．たとえば手術台にふかふかの体圧分散寝具を敷いた場合，手術野の安定が保持できない可能性がある．手技的に神経や血管などを扱う手術では，ちょっとした衝撃で手術野が動くようであれば，安全・確実に手術を行うことはできない．

　大きな手術になるほど麻酔導入から執刀，手術終了までの時間は長くなる．特に全身麻酔下では，長時間の非生理的な「不動の姿勢」を強要されることになるが，褥瘡予防ケアの基本中の基本である体位変換を行うことは不可能に近い．

　また，脳神経外科での頭蓋内手術や，整形外科での脊椎手術では，特殊な機器を用いて特殊な体位を取ることが多い．その手術体位が局所に大きな負荷をかけるものであっても，手術療法上はその体位を取る以外に方法のないことも少なくない．

　さらに，最近の腹腔鏡や胸腔鏡などを用いた内視鏡外科手術の発展と普及に伴い，仰臥位で開始した手術の途中に，強い傾斜をかけるといった状況もしばしば発生する．こうした手術中に斜位を

取るなどの体位変換は，手術開始時に想定した範囲を超えた負荷を骨突出部にかけたり，表面皮膚の摩擦およびその深部組織のずれを引き起こすことにもなる．昨今，褥瘡発生に応力の影響があることが明らかになっており[3-5]，傾斜によって発生する組織のずれを無視するわけにはいかない．

患者や家族の安心と信頼を得ることが医療の主要な課題ではあるが，手術の現場には，安全・確実な手術の施行と褥瘡発生を防ぐ条件とを天秤にかけなければならない状況が常にあるといえる．特に昨今は，たとえ褥瘡発生を予測し，予防策を取っていても，万一褥瘡の発生を防止できなかった場合には，インシデントとして報告することを義務づけられるようにもなっている．こうした点を鑑みると，今後，ますます周手術期褥瘡についての関心が高くなるものと予測される．

手術患者の褥瘡発生リスク

一部繰り返しになるが，実際に，手術が褥瘡にどのような影響を与えているのかを考えてみよう．手術を受ける患者背景を考えた場合，以下のような褥瘡発生リスクが存在する．
1）同一体位の持続
2）非生理的体位を余儀なくされること
3）麻酔や出血，チューブ類の固定など手術に伴う操作的要因
4）肥満や痩せ，身体の変形や麻痺，糖尿病や肝疾患などの個体的要因

同一体位の持続

手術による同一体位の持続は回避しがたい．しかし，同一体位による持続的圧迫が軟部組織に不可逆的な阻血性壊死を起こすことは前述したとおりである．また昨今では，同一体位を取っているときに及ぼされる外力の種類が重視されるようになっており，皮膚表面への垂直な力のみでなく，皮膚表面への平行な力の影響など，生体内部で働く応力が注目されている．

特に骨突出が存在する場合では，表面に垂直な力が加わったときに骨の周辺では圧縮されたり引っ張られたりするなどの変化（圧縮応力，引っ張り応力，剪断応力）が発生することがわかってきた（図1）．そのため，仰臥位などにおいても，痩せの著しい人と肥満を呈する人では，同一体位による影響は異なってくる．

体位の種類でみると，腹臥位，側臥位の順に接触面積が狭まるほど褥瘡発生率が高くなる．また，フレームなどを使用する整形外科の脊椎手術などに多く発生するとの報告もある[6]．

非生理的体位

手術野を確保するための牽引やローテーションによる良肢位の乱れは，過剰な伸展や屈曲，圧迫などによる皮膚障害や神経障害の原因となる．皮膚が引っ張られれば，内部の血管は過伸展し，血行やリンパ還流が不良となり，低い圧でも虚血を生じることは容易に推測できる．

同様に，非生理的な体位による圧迫や過剰伸展による神経障害は，術後のしびれや疼痛の原因となったり，麻痺をもたらしたりすることも予測される．こうしたしびれや疼痛，あるいは麻痺は，術後の皮膚異常に対する気付きを妨げることになる．

このようなことから，非生理的体位は術後褥瘡発生の誘因となるばかりでなく，早期発見の妨げにもなるといえる．参考までに，手術体位によっ

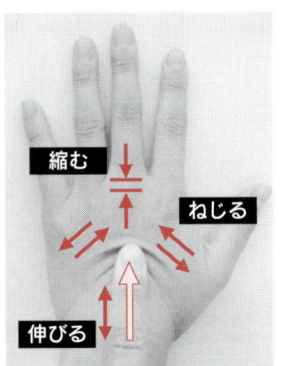

図1　皮膚表面にみられる応力
（モルテンの資料を参考に作成）

表1　手術体位による神経障害の原因と症状

神経障害	原因	症状
上腕神経叢麻痺	上腕神経は第1肋骨，鎖骨，大胸筋，小胸筋に付着している．上肢の過剰外挙，過伸展，過剰外転，上腕骨頭および鎖骨の圧迫によって生じる	上肢の回内・回外運動の障害
尺骨神経麻痺	尺骨神経は，上腕骨の内側上顆と肘頭の間を走行している．肘関節部の圧迫や上肢の過伸展，あるいは100度以上の屈曲などによって生じる	わし手（手指が内反する掻爬手状態）
橈骨神経麻痺	橈骨神経は，上腕骨の周囲をらせん状に走行している．上腕の内側，外側の圧迫により生じる	下垂手となり，手の伸展ができない
腋窩神経麻痺	肩部の三角筋は腋窩神経支配による．側臥位やローテーション時などの固定方法や固定板での部分圧迫により生じる	上腕の挙上と肩関節外旋障害，三角筋部の知覚麻痺
正中神経麻痺	尺骨頭の2つの起始部の間の筋間隙を走行している．肘部の圧迫，固定などにより手根部に圧迫が加わることで生じる	母指が伸展位をとり，ほかの4指に近づけることができず，小さなものをつまみ上げられない
大腿神経麻痺	大腿の極端な屈曲，内転，外旋によって，大腿神経血管束が鼠径靱帯でねじれ曲がって生じる	足の伸展や臀部の屈曲ができない
総腓骨神経麻痺	腓骨神経は腓骨頭下方の体表から0.5〜1.0cmの浅いところを走行している．腓骨小頭，膝関節部の圧迫により生じる	尖足または下垂足を呈し，足先が垂れ，足の背屈が不能
脛骨神経麻痺	脛骨の内側に沿って走行している．側臥位時や下肢の内反時の圧迫により生じる	足背に屈曲位をとり，底屈できない
坐骨神経麻痺	坐骨神経は，骨盤の坐骨切痕と腓骨頸部で半固定されている．股関節の過度の屈曲，外転，外旋により生じる	大腿の外転運動，下腿の屈曲作用が障害され，下肢の運動機能が低下

て予測される神経障害とその原因・症状を**表1**にまとめる．

手術に伴う操作的要因

　手術では，局所ないしは全身の麻酔を使用する．この麻酔による影響も褥瘡発生との関係では重要になる．麻酔薬は血圧の低下を起こすことがあり，それが全身の循環系に影響し，末梢組織の虚血状態あるいは還流障害を引き起こしうる．また，筋弛緩剤を使用した全身麻酔や腰椎麻酔における体位固定時には，筋肉の弛緩による予想以上の組織の緩みから，通常では起こりえないような皮膚への局所的な引っ張りが起きることもある．十分に留意していたとしても，思いもよらない部位がベッドの縁や体位固定器の端などに当たり，部分的な圧迫を起こすこともありうる．さらに，低体温麻酔や体外循環用の麻酔では，少なからぬ全身的な組織灌流障害，あるいは再灌流障害が起きる．

　麻酔以外にも，出血による末梢組織の虚血状態や，滲出液や消毒などによる皮膚湿潤環境の増長などにより，皮膚の透過性が亢進し，刺激を受けやすい状態になることも多い．

　このように手術自体に伴う操作的要因も褥瘡発生との関係では見逃せない．

患者の個体的要因

　手術を受ける患者に合併疾患があると，さらに全身管理が難しくなり，褥瘡の発生リスクは高くなる．肥満は過度の体重により，また痩せは身体の骨突出部を際立たせることから，除圧・分散な

ど応力への対応が課題となる．手術を受けようとする患者において四肢の拘縮によるリスクを経験することはそれほど多くはないが，円背や亀背などの身体変形は時に経験し，極度の瘦せ（るいそう）と同様の病的な骨突出の場合と同じ対応を迫られることになる．円背があろうとも，仰臥位でなければ手術ができない患者もいるわけである．

また，肝疾患や糖尿病は，時に浮腫や血行不良などによる皮膚の脆弱性をもたらすことがあり，通常以上に皮膚保護が課題となることも多い．手術時には，浮腫が著明でひ薄な皮膚であっても，固定のために粘着性の高いテープなどを使用しなければならないこともある．

そのほか，布やシーツのシワ，モニター類のコードの巻き込みなどによる皮膚面の圧迫は，「同一体位の持続」条件に重なって褥瘡発生の危険性を高める．

このような手術を受ける患者の個体要因も褥瘡発生のリスクであることを十分に把握しておく必要がある．

手術患者への褥瘡予防のためのポジショニングの有用性

筆者らは，手術に伴う褥瘡予防の必要性・重要性の根拠を得るために，以下のような実験研究を行った[7]．実験では，手術経過に伴う体圧変化を測定し，各種体圧分散寝具の効果を明らかにする目的で，手術ベッドに用いる体圧分散寝具として使用頻度の高かった4種を用い，その効果を比較検討した．対象者は，全身麻酔下で仰臥位開腹術を受ける患者14名である（男性5名，女性9名，BMIの平均は男性21.70，女性22.81，平均手術時間は179.9分）．患者からは，手術を執刀する主治医が口頭による説明を行い，承諾を得た．

測定方法は，手術台に体圧分散寝具を敷き（1種のみ付属するマットレス上に敷いた），その上にABW社製エルゴチェック®を敷き，麻酔開始直後から手術終了までの臀部最大圧（臀部は褥瘡好発部位とされるため）を5分置きに測定した．分析では，臀部最大圧データを最小2乗法により検討した．

使用した体圧分散寝具は，図2に示したとおりである．結果は，各種とも手術時間の経過とともに臀部最大圧は低下した．さらに，4種を比較すると，Dにおいてもっとも臀部最大圧が低く抑えられていることがわかった（図3）．この結果は，これまでの研究で示されてきた褥瘡発生危険圧32mmHgという基準に照らしても体圧が低くおさえられており，使用する体圧分散寝具を考慮することで臀部に及ぶ外力を小さくできることを示

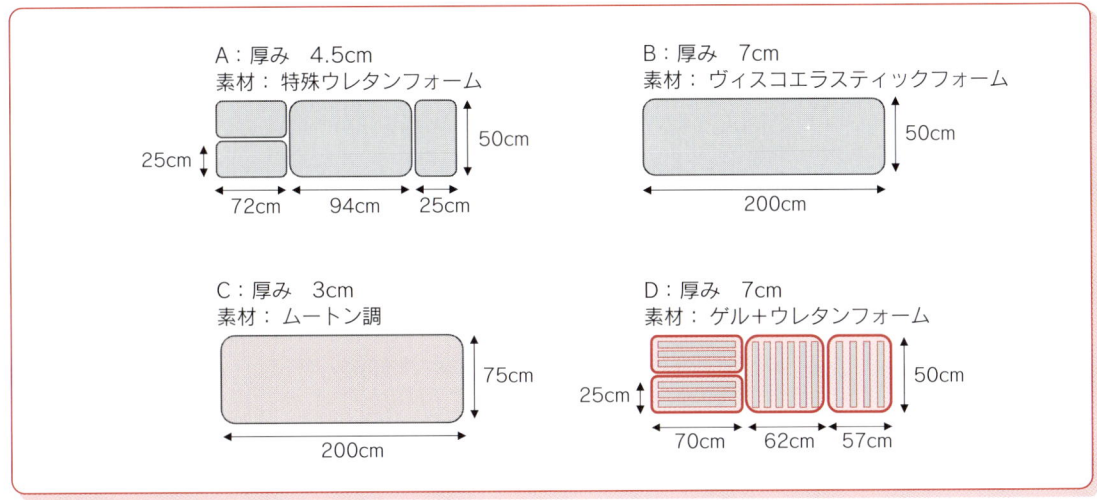

図2　使用した体圧分散寝具

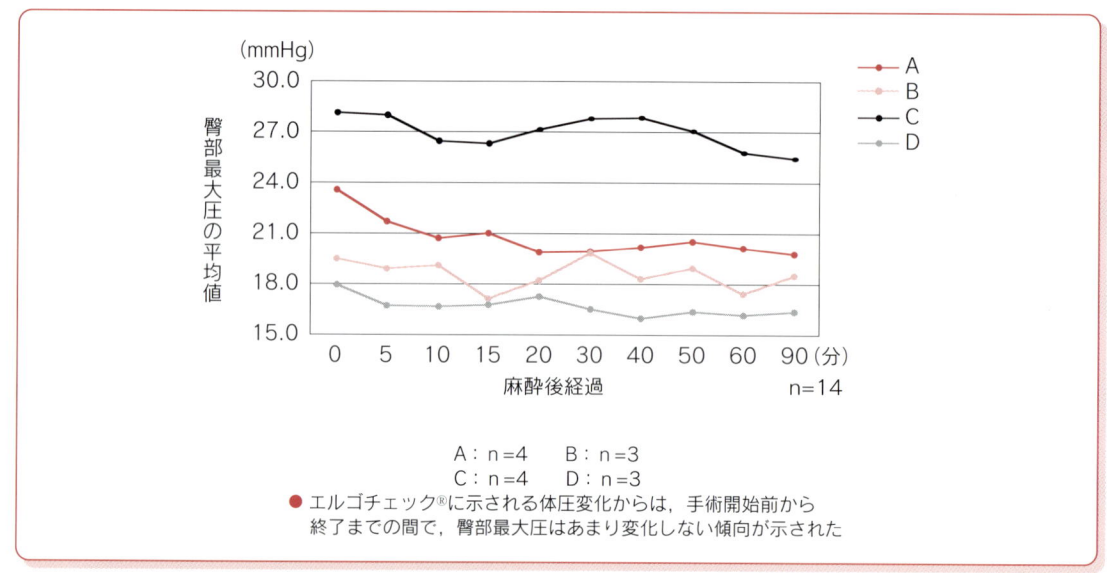

図3 4種の体圧分散寝具の臀部最大圧の推移

している．

当初，手術中は体位変換などが行えないことから，経過とともに臀部最大圧は上昇すると予測していたが，結果は反対であった．このことは全身麻酔により筋弛緩が起こり，手術時間の経過に従って接触面積が徐々に広がり分散状態がよくなるために，除圧効果がもたらされるものと考えられた．また，手術開始前の体圧がその患者の基準値となりうること，そして，3時間程度の手術では，最大圧は手術中に上昇する可能性が少ないことが示唆された．したがって，手術前の観察で骨突出部や体圧分散寝具に対する心配などがあるときには，心配される部位や身体部分の体圧を事前に測定することで，手術中の体圧をおおよそ予想でき，またあらかじめ体圧を減じる方法を施しておくことで術中に生じる褥瘡の予防になるものと結論づけられる．

手術中に褥瘡発生予防のコントロールを行うことは必ずしも容易ではないが．体位管理（ポジショニング）によって，手術に関する褥瘡発生を減じる努力をすることは可能であり，重要といえる．

■ 文献
1) 宮地良樹：褥瘡の発症機序．宮地良樹・真田弘美編著：新褥瘡のすべて．永井書店；2006．p.1-2.
2) 中村義徳：周手術期の褥瘡．臨牀看護 2005；31（10）：1498-1503.
3) Reichel S：Shearing forces as a factor in decubitus ulcers in paraplegics. JAMA 1958；166：762-763.
4) Bennrtt L, et al.：Shear vs pressure as causative factors in skin blood flow occlusion. Arch Phys Med Rehabil 1979；60：309-314.
5) 高橋誠：生体工学からみた減圧，除圧．褥瘡予防マットレスの体圧分散．Stoma 1999；9(1)：1-4.
6) 北海道大学病院手術部ナースセンター編著：手術患者の体位アセスメント．術前・術中・術後の観察ポイント．メディカ出版；2005. p.11.
7) 田中マキ子ほか：手術用体圧分散寝具の効果に関する検討．日本褥瘡学会 2001；3（2）：178.

2 手術患者のポジショニングに必要な視点

　前項では，手術患者の体位管理（ポジショニング）を行う意義について述べてきた．ここでは，実際にポジショニングを行う場合に必要なアセスメントや観察ポイントについて述べていく．

手術患者のポジショニングとは何か

　まず，手術患者のポジショニングとは何かについて整理する．ここでは病棟で行う「褥瘡予防のためのポジショニング」の場合と照らし合わせながら考えていくことにする．

　褥瘡発生の主な要因として「動けない」ことがあげられる．そして本来，人間に備わっている身体調整能力である「動く」ことが自由にできないために様々な弊害が生じるのは周知のとおりである．この「動けないことによる弊害」のある患者に対し，何に留意し，どのような観点から介入を図るかを検討することが褥瘡予防のためのポジショニングでは必要と考える．そこで筆者はその定義を「動けないことにより起こる様々な悪影響に対して予防策を立てること，自然な体軸の流れ（アライメント．alignment）を整えるとともに，安全・安楽の観点から体位を評価し，現状維持から改善に役立つよう，体位づけの管理を行うこと」[1]とした．

　一方，手術患者のポジショニングについて考えたときにも，上記と同様に定義したいところではあるが，手術は人為的・手段的に行われるものであり，各々の条件により目標や到達点も異なってくるため，ポジショニングの定義でもその点を踏まえる必要がある．そこで手術患者のポジショニングについては，「患者個々のもつ具体的条件，生理的条件，手術に必要な条件（疾病・術式・手術時間・麻酔の種類など）を十分に考慮したうえで，自然な体軸の流れにできるだけ近づけ，安全・安楽の観点から体位を評価し，手術に伴う弊害が最小となる最良の体位を管理すること」と定義する．

褥瘡発生リスク要因

　これも前項で述べたが，手術という治療行為においては，ポジショニングを制限する事項が多々発生する．ポジショニングの観点からは避けたい，望まない事項でも，手術ではその治療を行うメリットから優先すべき，または必須となることも多い．したがって，手術患者のポジショニングでは，その制約条件があるなかで，より安全・安楽である，また褥瘡という二次的合併症状が発生しない体位づけを計画し，管理することが重要となる．

　そのためには手術患者の抱える褥瘡発生リスクについての理解が必要である．ここでは，手術療法の特殊性がゆえに生じる褥瘡発生リスクをよりわかりやすくするために，通常の病棟患者の褥瘡発生リスクと比較しながら解説する．

　図4は病棟患者の褥瘡発生リスク要因[2]，図5は手術患者の褥瘡発生リスク要因を示したものである．病棟患者に比べて手術患者では身体要因のリスク項目が増えており，また病棟患者では環境要因にあがっていた項目の一部が手術患者では身体要因や状況・操作要因へ移行していることがわかる．つまりこのことは，手術という状況が褥瘡発生リスクをいかに増大させるか，したがっていかにそれらの項目に対し，褥瘡予防のための手だて（準備）を必要とするかを警告するものである．

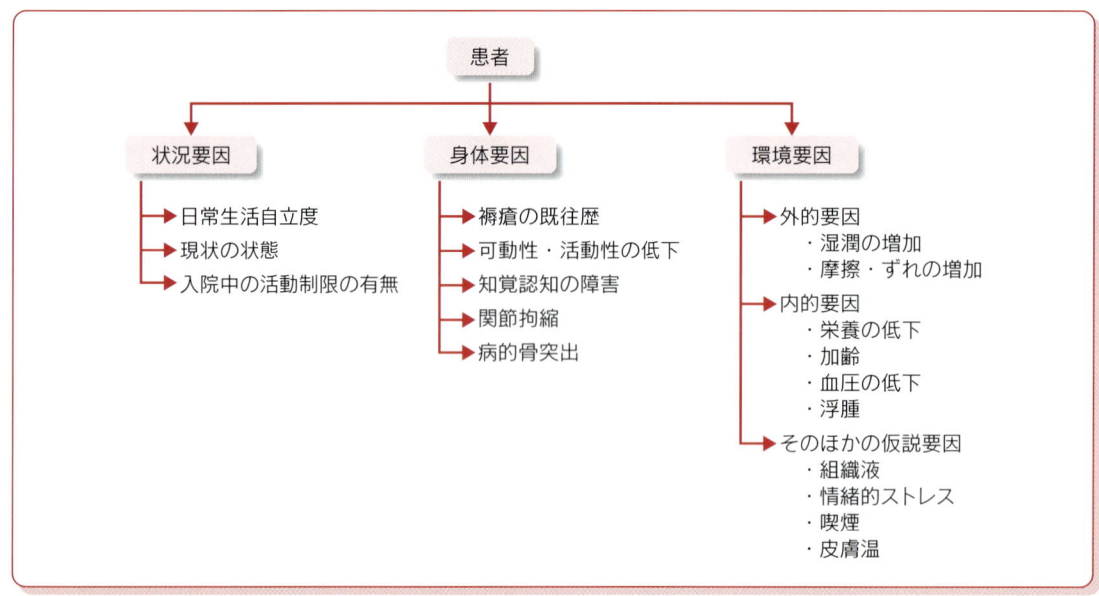

図4 褥瘡予防のためのポジショニング対象のリスク要因

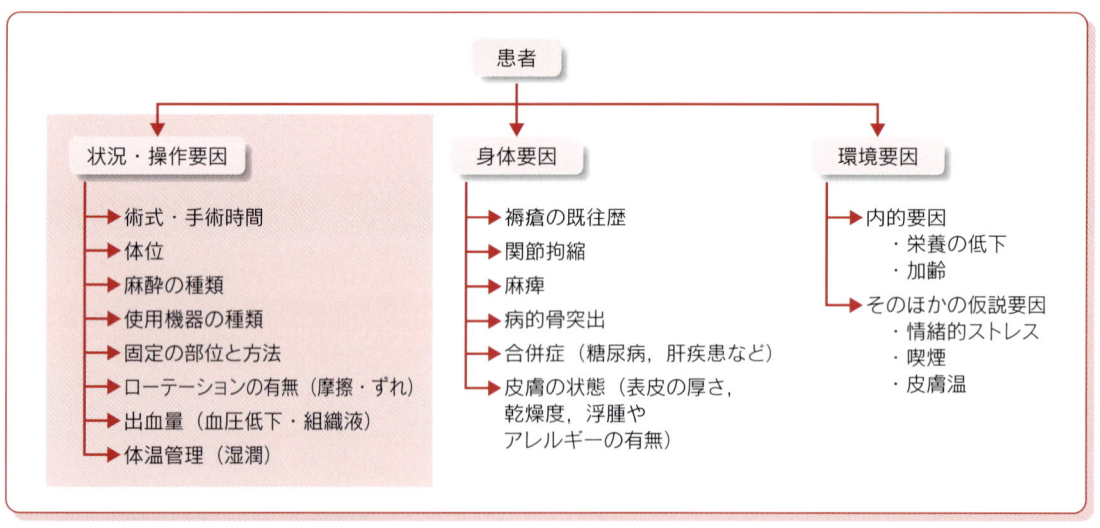

図5 手術患者の褥瘡発生リスク要因
　病棟患者における「身体要因」や「環境要因」は，手術患者における「状況・操作要因」の中に入ってしまうものも多い．

　さらに注目すべきなのは，手術患者の状況・操作要因の項目である．ここにあげられた項目は手術では行われるのが当然ともいえる内容である．つまり，これらがリスクだと承知のうえで手術に臨まなければならないことを意味している．医療者にとっては非常に難しい判断を迫られる局面が存在することをしっかり自覚しておかなくてはならない．

8 手術患者のポジショニングにおけるアセスメント

　手術患者の褥瘡発生リスクが，状況・操作要因，身体要因，環境要因の3要因から捉えられることから，手術に関連する褥瘡の発生率は，栄養状態不良かつ高齢（環境要因）で，骨突出が仙骨部にある（身体要因），内視鏡外科手術（状況・操作要因：体位，ローテーション）を受ける患者などといったように，これらの要因の組み合わせにより決定されるともいえる．

　繰り返しになるが，このときに手術では状況・操作要因を切り離すのは困難である（手術を行う以上は避けられない）．つまり，手術患者のポジショニングでは状況・操作要因はほかの要因より優先的に検討されるべきであり，その意味でほかの2リスク要因の上位要因といえるだろう．そのため，まずは状況・操作要因に対する注意喚起と工夫的介入を行うことが手術に関連する褥瘡発生を抑えるのに最も有用であると予測できる．

　そこで状況・操作要因であるリスク因子に対して，どのようなアセスメントが必要かを述べる（**表2**）．ここにあげた事項は常に意識すべきものであり，術前・術中・術後をとおして予測し，観察・評価し，記録していくことが重要である．

　続けて，ほかの2要因，身体要因と環境要因についても，押さえておくべきリスク因子とアセスメント視点について**表3**，**表4**にまとめる．

　しかし実際には，手術の進行上，アセスメントが十分に行えない場合や，観察・評価しても具体的な介入を行えない場合もある．また，個別の条件や状況が存在する場合には，ある特定の項目がクローズアップされたり，ここに示した以外の項目の観察・評価が必要になったりすることもある．いずれにしても，手術の進行と管理責任を担う医師との情報交換・連携を密に行い，できるかぎりの予防的介入を行うことが求められる．

Column

体圧分散寝具の考え方

　2007年1月に，NPUAP (National Pressure Ulcer Advisory Panel) から体圧分散寝具の条件と定義について新しい表現の提案がなされた．これは，これまで使われてきた「除圧 (pressure relief)」や「減圧 (pressure reduction)」という表現を，「圧の再分配 (pressure redistribution)」としようというものである．

　人間は通常，無重力な状態に置かれることや圧から自由になることはない．また，たとえば痩せて骨ばった状態の人を体圧分散寝具に寝かせた場合に，ある部分の圧は減っても別の部分の圧が増大することになる．このように，圧を減じたり除いたりすることはできないため，体圧分散寝具についても「圧を再分配するための特別な装置」と位置づけようというのがNPUAPの提案である．これは，体圧分散寝具における物理学的な現象を忠実に記述したものであり，誤用や混乱を整理するのに有用と考える．

　このことを受けて，本書でも「除圧」「減圧」という表現を用いるかどうか悩んだ．しかし，多くの看護師が「接触部分の圧を低くする」「接触面積を広げ，体圧を分散させる」という表現に慣れていることから，本書では「除圧」「減圧」「体圧を分散させる」という表現を採用することにした．しかし，体圧を分散させるには，体をベッドに沈み込ませ（埋め込ませ）て，圧勾配を変えることが必要になるため，NPUAPで指摘されている内容も意識しながら記述することにした．

　このように用語の条件や定義が変化していくことは，科学的解明に向けた探求の深まりの表れともいえる．今後，「褥瘡」をどこまで科学できるか，楽しみである．

（田中マキ子）

表2 状況・操作要因に関連するリスク因子とアセスメントの視点

リスク因子	アセスメントの視点
術式・手術時間	手術の全体的な流れをイメージし，ポジショニングに関する介入内容を検討 ●**術式** ・術中に手術野に影響を与えることなく，上肢や下肢の置き直しなどを行うことが可能か ・術式による影響を受ける（圧やずれを多く受ける）部位や場所の予測が可能か 　＊**可能な場合**：術中にその部位を定期的に観察 　＊**不可能な場合**：術後に必ず観察・評価 ●**手術時間** ・術者の手袋の交換時など，ポジショニング介入の機会の有無を予測し，その方法を検討
体位	・手術体位と体圧分散寝具から，なじみ具合と接触面積を観察 ・手術体位を取った段階で，予測される危険部位の体圧やずれ力を可能なかぎり測定 【測定部位】 　＊仰臥位：後頭部，臀部（仙骨部），踵部，そのほか骨突出部 　＊側臥位：側頭部，肩部，大転子部，膝部外側，外踝部 　＊腹臥位：〔四点支持器使用〕前胸部パッド接触部，腸骨部，膝部，足趾部 　　　　　〔ドーム型〕前胸部肋骨突出部，腸骨部，膝部，足趾部 　＊特殊体位：身体構造上の重い部位と体位による重力がかかる部位が重なっている箇所，骨突出部 ・手術体位による関節への影響を観察・評価 ・手術体位による神経の圧迫を観察・評価 ・できるだけ自然なアライメントが取れているか（安楽そうか）を観察・評価 ・上肢や下肢を点で支えず，面で支えているかを観察・評価 ・ベッドや機器との間に不必要な隙間が生じていないかを観察・評価
麻酔の種類	●**全身麻酔** ・麻酔による筋弛緩が患者個々の身体の特徴（関節拘縮や麻痺）に及ぼす影響を観察・評価 ●**硬膜外麻酔** ・麻酔による筋弛緩が患者個々の身体の特徴（関節拘縮や麻痺）に及ぼす影響を観察・評価 ・硬膜外チューブの固定による影響を観察・評価 ●**局所麻酔** ・患者が可能なかぎりリラックスできているかを観察 ・筋緊張のある部位を観察
使用機器の種類	・手術や固定に使用する機器により，身体に部分圧迫が加わっていないかを観察 ・機器に隠れて観察できない部位の有無を観察 ・使用機器が患者の身体にできるだけ広い面積で接触できているかを観察・評価
固定の部位と方法	・上肢や下肢を固定する際の固定物品の皮膚への影響の観察・評価 【固定物品】 　＊テープ：皮膚への密着性と皮膚の脆弱性を相関させて検討 　＊ひもや固定帯：素材と幅，固定する際の強さを観察・評価 ・手台や足台に適切な除圧用具を使用できているか 　→除圧・分散によい素材か，大きさや厚さはどうか 　→ずれや摩擦，蒸れが起こるような素材ではないか
ローテーションの有無（摩擦・ずれ）	・ローテーションによる身体のずれ状況 　→ずれが起こる部位，ずれの量，回避方法を検討 ・ローテーションの際に使用する補助器具の影響の有無を観察・評価
出血量（血圧低下・組織液）	・手術に伴う出血量と末梢循環に与える影響を予測 　→四肢末端の皮膚色や温度を定期的に評価 ・定期的に血圧変動を観察・評価
体温管理（湿潤）	・ウォーマーなどによる蒸れの発生がないかを観察・評価 ・定期的に体温変動を観察・評価

表3　身体要因に関連するリスク因子とアセスメントの視点

リスク因子	アセスメントの視点
褥瘡の既往歴	・褥瘡の既往の有無とその部位を事前に評価 ・褥瘡の有無と手術体位や固定による影響を観察・評価
関節拘縮	・関節拘縮の有無・程度・部位を評価 ・関節拘縮と手術体位や固定による影響を観察・評価
麻痺	・麻痺の有無・程度・部位を評価 ・麻痺と手術体位や固定による影響を観察・評価
病的骨突出	・病的骨突出の有無・程度・部位を評価 ・病的骨突出と手術体位や固定による影響を観察・評価
合併疾患 （糖尿病，肝疾患など）	・合併疾患の有無・手術に与える影響を評価 ・合併疾患と手術時間，予測出血量など全身状態への影響を観察・評価
皮膚の状態 （表皮の厚さ，乾燥度，浮腫やアレルギーの有無）	・以下の事項を観察・評価する 　＊表皮の厚さ 　＊表皮の乾燥の程度 　＊表皮の弾力性 　＊浮腫の有無と程度 　＊アレルギーの有無とその原因 　＊皮膚の状態と手術体位や固定による影響を観察・評価

表4　環境要因に関連するリスク因子とアセスメントの視点

リスク因子	アセスメントの視点
内的要因	●栄養の低下 ・栄養状態を身体検査（身長・体重・皮下脂肪厚など）から評価 ・栄養状態を血液検査などから評価
そのほかの仮説要因	●情緒的ストレス ・手術経験の有無とその際の感情について情報収集 ・手術に対する精神的準備状態を手術前訪問などで評価 ●喫煙 ・喫煙歴，現在の喫煙の有無を評価 ●皮膚温 ・通常状態の体温を評価 ・患者本人の暑さ・寒さに対する習慣を評価

■ 文献
1) 田中マキ子編著：動画でわかる　褥瘡予防のためのポジショニング．中山書店：2006．p.1．
2) 前掲，p.4．

3 体圧分散寝具・補助枕の選択

　これまで手術患者のポジショニングに必要な視点について述べてきたが，そのなかでも体圧分散寝具や補助枕への配慮が重要だと考える．しかし，手術室で用いられるそれらの種類や機能は，病棟患者に用いるものほど多くはない．この理由は，手術の安全・確実な施行のために，体圧分散寝具や補助枕の使用に対する制限が大きいことが考えられる．

　手術による褥瘡の発生は回避したいが，そのために手術が安全に行えないのでは意味がない．また再三言っているが，手術療法と褥瘡予防では，要求される条件が相反するものが多いため，何を優先項目にするか，予防項目に何を置くかは，その時々の状況判断に任されることになる．したがって，医師，看護師をはじめ，手術にかかわる専門職間での入念なアセスメントと情報交換が不可欠となる．そのうえで，患者に用いる体圧分散寝具や補助枕を適切に選択し，使用していくことが求められる．

表5　体圧分散寝具の種類・機能と手術使用での適応課題

体圧分散寝具の種類・機能		一般使用時の特徴と適応	手術適応時の課題
薄型	静止型	【特徴】 ・場合によっては除圧・分散が不十分となりうる 【適応】 ・褥瘡発生予防に用いられる	厚みが薄いうえに静止型のため，除圧・分散が十分に図れず，褥瘡発生リスクを十分に低減できない状況のあることを認識する．一般的な手術台に標準装備のマットレスは，このタイプが多い
薄型	圧切替型	【特徴】 ・褥瘡予防的な除圧・分散は期待できる ・船酔い現象を起こす 【適応】 ・主に褥瘡発生予防に用いられる	厚みが薄いため除圧・分散は十分とはいえないが，一定の褥瘡発生リスクを低減できる．ただし，圧切替では手術野に揺れが生じ，手術部位の固定が得られず，手術操作に支障をきたす可能性がある
厚型	静止型	【特徴】 ・除圧・分散は良好 ・時に自力体位変換を妨げる 【適応】 ・褥瘡発生予防のみならず褥瘡治療にも用いられる	薄型に比べて除圧・分散は良好で，褥瘡発生リスクは低くなる．しかし，柔らかい体圧分散寝具は患者の沈み込みを招き，手術部位の固定が得られにくい可能性がある．術中の使用も可能であるが，手術操作に支障をきたしうることに留意すべきである
厚型	圧切替型	【特徴】 ・除圧・分散はもっとも良好 ・船酔い現象を起こす ・時に自力体位変換を妨げる 【適応】 ・褥瘡発生予防にも使用されるが，主に褥瘡治療に適する	除圧・分散に優れ，褥瘡発生リスクの低減効果はもっとも優れており，発生した褥瘡の治療にも効果を発揮する．ただし，圧切替であることおよび柔らかい体圧分散寝具に患者が置かれることから，手術野の揺れ・沈み込みが起こり，手術部位の固定が得られず，手術操作を前提とした状況では使用しがたい

＊病棟で用いる体圧分散寝具においては，薄型は厚み10cm以下，厚型は厚み10cm以上を指す．ただし，手術台に用いる体圧分散寝具においては，厚みに関する明確な基準はない．

体圧分散寝具の選択

体圧分散寝具の種類・機能と留意点

体圧分散寝具を手術に適応する際の留意点を**表5**にまとめた．

手術室用体圧分散寝具では，表面の形状が動かず，沈み込みすぎないタイプが多く使用されている．素材は，ウレタンフォーム系のものが多く，厚さは4～7cm程度である．ローテーションをかける手術の場合には，ウレタンフォームの上にゲルがのっている構造のものも使用される．

体圧分散寝具による体圧の比較

ここでは，手術患者によく用いられる体圧分散寝具を中心に取り上げ，仰臥位時，側臥位時における体圧を示す（**表6**）．測定結果は同一被験者が臥床したときの最大圧を示しているが，別条件下で測定した場合に，必ずしもデータ・測定結果が一致したものとはならないことをお断りしておく．

多く使用されているウレタンフォーム系では，その厚さや加工の違いにより，体圧に若干の差がみられる．また低反発ウレタンフォームでは，時間の経過により接触面積の広がりと最大圧が低くなる傾向がある．

ゲル系の場合，体がしっかりなじむ傾向が示されるが，厚みが薄いため，体圧を低くするのに限界がある．

基本的な考え方として，体重が重い場合や骨突出がある場合は厚みを重視してウレタンフォーム系を，傾斜がかかる手術など，ずれへの対応を重視するときにはゲル系の体圧分散寝具を選択するのがよいのではないかと思う．

Column

測定方法の限界と真実

人に事実を伝えるときや，新しい知見を認知してもらおうとするときには，根拠やデータを示すことが効果的である．本書でエルゴチェック®やHUGE-MAT®によるデータを掲載したのも，このような意味合いから，できるかぎり科学的な状況表示をすることを意識したからである．

しかし，現実には，理論やこれまでの経験などからは予測しがたい状況が生じることがある．データがその意味を語らず，そのために数字の大小によって主観的評価を強くしてしまうといった数字のトリックにこれまで多く遭遇した．全体のバランスからみるのがよいとわかっているのに，つい最大圧として示される数値に引っ張られて評価してしまうこともあった．

本書に載せているデータに関してもそういうことがあった．最大圧の数値から評価しなければいけない場合，全体のバランスから検討したほうがよい場合など，状況に応じて評価の視点（ポイント）を変更しなければならないことがあり，そのときに測定方法の限界を感じた（しかし，こうした測定の限界を自覚しつつも，メカニズムを納得しやすく表示してくれる測定器のメリットは大きいと思っている）．

今回の経験からは，最大圧といった数字の大きさだけではなく，全体を示す接触面積の広がりとのバランスなど，評価の視点と視野を拡大する必要があることを強く感じている． （田中マキ子）

表6 体圧分散寝具による体圧の比較（仰臥位・側臥位）

商品名（素材，販売元）	仰臥位	側臥位
厚み	臀部最大圧	肩部／わき腹／大転子部最大圧
手術台併設マットレス（ウレタンフォーム）		
5cm	34mmHg	42mmHg／68mmHg／56mmHg
エスケーパット[*a)]（ポリウレタンフォーム，アスカメディカル）		
2cm	53mmHg	73mmHg／51mmHg／51mmHg
ソフトナースピンク[*]（低反発ウレタンフォーム，ラックヘルスケア・クラシエ薬品）		
3cm	28mmHg	42mmHg／59mmHg／46mmHg
ソフトナースイエローピンク[*]（低反発ウレタンフォーム，ラックヘルスケア・クラシエ薬品）		
6cm	31mHg	61mmHg／48mmHg／41mmHg
サージカルフォーム（特殊ウレタンフォーム，ケープ）		
4.5cm	38mmHg	51mmHg／46mmHg／55mmHg
テンピュールMEDオーバーレイマットレス（低反発ポリウレタンフォーム，テンピュールジャパン）		
7cm	22mmHg	56mmHg／55mmHg／48mmHg[b)]

素材区分：ウレタンフォーム

低　　　高

*は手術台併設マットレスの上に敷いて使用．

3 体圧分散寝具・補助枕の選択

特　徴
ウレタンフォームを使用.
ポリウレタンフォームに無数の連続した空室を形成した通気性に優れた構造．腰の強さと柔軟性に優れている．オートクレープ滅菌が可能．
低反発ウレタンフォームを使用．通気性が高く，湿気を吸収・拡散しやすい素材．耐久性もよく，洗濯可能．体重40～70kgの人向き．
体温と体重で柔らかく変形する低反発ウレタンフォーム（黄色面が変形，ピンク面は支え）を使用．通気性が高く，湿気を吸収・拡散しやすい素材．耐久性もよく，洗濯可能．高い除圧効果を求めたい人向き．
低反発ポリウレタンフォームを使用．褥瘡好発部位（体幹）は2層構造になっている．4分割セパレートタイプのため，臨機応変に使用可能．
体温を感知するオープンセル構造の粘弾性ポリウレタンからできており，高密度のウレタンフォームが使用されている．体位と体温に合わせて，ゆっくりと自然に形状が変化する特徴がある．

a) ある程度の特注加工が可能です．（アスカメディカル）

b) オーバーレイマットレスは側臥位での使用はお勧めしていません．側臥位で使用する場合は，コンビマットレスタイプのものを使用していただくようお願いします．（テンピュールジャパン）

表6 つづき

	商品名（素材，販売元）	仰臥位	側臥位
	厚み	臀部最大圧	肩部／わき腹／大転子部最大圧
ウレタンフォーム	クィンテット （低反発ウレタンフォーム，アキレス）		
	8cm	34mmHg	51mmHg／45mmHg／49mmHg
ゲル	手術台用アクションパッド＊ （Aktonドライポリマー，アクションジャパン）		
	1.2cm	64mmHg	92mmHg／57mmHg／71mmHg
ウレタンフォーム＋ゲル	MPOマットレス （ゲル＋ソフトウレタンフォーム，瑞穂医科工業）		
	7cm	20mmHg	51mmHg／59mmHg／42mmHg
	MPOマットレス（厚型） （ゲル＋ソフトウレタンフォーム，瑞穂医科工業）		
	10cm	17mmHg	34mmHg／53mmHg／52mmHg
特殊素材	フリーシーシーツ（100％ポリエステルパイル，スミスメディカル・ジャパン）		
	2.5cm	34mmHg	34mmHg／61mmHg／60mmHg
	ソフケア840 （ポリウレタン，塩化ビニール製，エア・ウォーター）		
	9cm（エア装填時）	21mmHg	24mmHg／61mmHg／37mmHg

3 体圧分散寝具・補助枕の選択

特　徴
上下層に低反発（ヴィスコエラスティック）ウレタンフォームを，中間層に高反発弾性ウレタンフォームを使用した3層構造．8cmの厚さで，中間層の高反発弾性ウレタンフォームにより体圧分散性能を損なうことなく，極度の沈み込みを抑えたバランスのよい構造となっている．
許容重量や耐久性に優れた超柔軟性素材AKTONが原料のパッド．体圧分散能力と安定性，ずれ力吸収のバランスを考慮している．今回の測定で使用したもっとも薄いタイプ以外にも，体圧分散能力を重視した厚いタイプや，様々な形状の商品がある．弾力性と柔軟性に富み，体にフィットする．
伸縮性の高いゲルとソフトウレタンフォームにより優れた体圧分散効果を発揮．
上記のウレタンフォームの厚さを増したタイプ．除圧効果をさらに高めることを意図したもので，体格の大きい患者，長時間の手術や特殊体位など，一般的な手術より厳しい条件において，より確実な対応が行えるようにとの発想からの特注仕様．
100％ポリエステルパイル．毛足が深く柔らかで，弾力性に優れる．通気性にも優れ，洗濯可能．
ポリウレタン，塩化ビニール製で，互いに連結して空気が行き来できる3層構造．300個のエア・セルにより体圧分散効果を発揮する，静止型エア・マットレス，リユーザブルタイプ．

被験者：女性　身長158cm　体重49kg　BMI19.6
測定器：HUGE - MAT® （ニッタ株式会社）
注）体圧値（mmHg）は参考値としてください．別条件下で測定したほかの既存データとの比較はしないようにしてください．

8 補助枕の選択

補助枕の種類・機能と留意点

手術に用いられる補助枕には，病棟患者用の補助枕の機能とは異なる内容が求められる（**表7**）．

また，手術台自体がコンパクトであるため，病棟用の大きく，厚みのある補助枕は，機能的に優れていても手術用としては好まれないこともある．

さらに，手術では消毒や出血などへの処置が行われるため，補助枕の汚染も心配される．このようなことから，手術では固定しやすい形や機能，そして除圧・分散性能をもつ補助枕が求められる．

補助枕による体圧の比較（腹臥位）

ここでは，手術適応の補助枕の素材や形状による体圧の違いを示すために，整形外科手術などに用いられる四点支持器やフレームを取り上げた（**表8**）．ただし四点支持器は，腹部の圧迫を回避し，手術野からの出血量を減らすことも目的に含まれている．そのため，身体への圧迫はやや強くなる場合もある．したがって，圧迫の強さだけをもって支持器の性能を問うことはできない．四点支持器による圧迫が褥瘡発生につながることが懸念される場合には，四点支持器の前述した目的も損なわないことに十分に配慮しつつ，補助枕による体圧の軽減を工夫することになる．それにより，褥瘡対策をも考慮したポジショニングが可能となる．

今回の体圧の測定からは，4つの支持器，あるいはフレームなどと身体の部分接触で体重を支える仕組み上，できるかぎり支持面の接触面積を広げるように作製されたものと，ずれ力への対応が施されている支持器カバーをもつものがよい結果を示している．ただし，今回の測定と別条件で測定した場合に，必ずしもデータ・測定結果が一致したものとはならないことをお断りしておく．

表7　補助枕の種類・機能と手術使用での適応課題

補助枕の機能		一般使用時の特徴と適応	手術適応時の課題
形状流動タイプ（エア，水，ビーズなど）	薄い	【特徴】 ・除圧・分散が不十分 ・底付きを起こす ・安楽感に効果を与える	除圧・分散機能が十分に図れず，底付きを招き，褥瘡発生リスクが高くなる．形状変化を起こすため，体位固定が行えない
	厚い	【特徴】 ・除圧・分散が期待できる ・底付きを起こす ・安楽感に効果を与える	除圧・分散機能が期待できても，長時間使用により底付きを招き，褥瘡発生リスクが高くなる．形状変化を起こすため，体位固定が行えない
形状保持タイプ（ゲル，ウレタンフォーム）	薄い	【特徴】 ・除圧・分散が期待できる ・蒸れを起こす可能性がある ・安楽感に効果を与える 【適応】 ・褥瘡発生予防に適する	除圧・分散機能は十分ではないが，褥瘡発生リスクをある程度，低くすることが可能である．形状保持機能から体位固定に有効．素材によっては，ずれや蒸れを起こす
	厚い	【特徴】 ・除圧・分散が期待できる ・蒸れを起こす可能性がある ・安楽感に効果を与える 【適応】 ・褥瘡発生予防に適する	除圧・分散機能が十分に期待でき，褥瘡発生リスクの軽減が可能．形状保持機能から体位固定に有効．素材によっては，ずれや蒸れを起こす

3 体圧分散寝具・補助枕の選択

表8 四点支持器やフレームによる体圧の違い（腹臥位）

商品名（素材，販売元）　厚み	胸部／腸骨部最大圧	特　徴
標準的な四点支持器（ゲル＋粗毛〔フェルト〕）　8cm	99mmHg／82mmHg	各支持面はウレタンフォームのカバーで覆われている．
脊椎外科用手術フレーム（ポリウレタンフォーム＋ゲル，イソメディカルシステムズ）　9cm	44mmHg／10mmHg	ウレタンフォームに高機能ゲルをのせた構造．伸長性の高い表皮材で覆われ，優れた体圧分散性がある．表面の凹凸により，接触圧の均等化が図られる．脊椎フレーム用マットカバー（ディスポーザブル）あり．
四点支持用アクションパッド（Aktonドライポリマー，アクションジャパン）　2cm	86mmHg／76mmHg	許容重量や耐久性に優れた超柔軟性素材AKTONが原料のパッド．体圧分散能力と安定性，ずれ力吸収のバランスを考慮している．四点支持用については，特に傾斜がかかる体位なので，安定性とずれ力を考慮し，厚みを抑えている．
オエシスレルトンパッド（シリコンベースのゲル，瑞穂医科工業）　1.5cm	90mmHg／75mmHg	エラストマーポリマー「トゥルーゲル」を使用．トゥルーゲルはシリコンをベースにした製品で，シリコンを硬化ゲルに仕上げ，圧力軽減効果に優れる．ゲルは不活性物質で細菌の増殖を促進せず，破れても流れ出さない．
ポジショニングパッド（腹臥位用）（フュージョン〔特殊繊維〕，高田商会）　18cm	37mmHg／14mmHg	柱構造と筋違い構造を編組織に応用し，形態保持性と弾力性をあわせもつ特殊素材を使用．体圧分散効果，耐久性，通気性・通水性に優れている．

低　　　　　高

被験者：女性　身長157cm　体重52kg　BMI 21.0
測定器：HUGE-MAT®（ニッタ株式会社）
注）体圧値（mmHg）は参考値としてください．
　　別条件下で測定したほかの既存データとの比較はしないようにしてください．

Column

周手術期褥瘡はいつ，どんなときに発生するか

周手術期褥瘡を論ずる場合，術前危険因子や術中危険因子について検討されることが多い．しかし，その手法では「予期しない周手術期褥瘡に遭遇することになる」と筆者は固く信じている．なぜならば手術前や手術中より手術後のほうが，明らかに全身状態は悪化する．循環動態，呼吸状態，栄養状態，活動性，可動性，代謝，耐糖能，感染症など，どの点を取ってみてもうなずける話であろう．

とするならば，術前危険因子や術中危険因子のみを扱った周手術期褥瘡の論議は，明らかに片手落ちということになる．そんなことを前提に，周手術期褥瘡発生に抑止効果のありそうないくつかの「独語（ひとりごと）」を列挙してみた．

1. 当然ながら，十分な術前評価のない，ぶっつけ本番の緊急手術はリスクが高い
2. 予定手術であったにもかかわらず，予想外の出血や予想外のトラブルにより手術時間が大幅に伸び，急遽ICU入室となった場合は要注意
3. 体外循環および低体温麻酔下での長時間の心臓血管手術では，組織灌流障害が潜んでいると覚悟すべきで，こうした場合の術後の予防的サポートは不可欠
4. 元来，褥瘡発生のリスクの高い腹臥位手術（四点支持体位を含む）や側臥位手術で手術時間の長い場合は術直後から皮膚障害が認識されるだろうが，そうした患者でも術後数日目の仰臥位になってからの褥瘡が意外と多い．
5. ごく普通の手術であったはずなのに，どこかで道をはずし，術後長期にわたり絶食などを強いられ，挙句の果てに再手術を受けたような場合はとてもリスクが高い．
6. 軽症の周手術期褥瘡でよかったと安堵していたところに，追い討ちをかけるように再手術や追加手術が行われ，かつ手術後の褥瘡ケアが不十分となるようなケース．軽症褥瘡部位が意外と重症の褥瘡に発展する可能性がある．
7. 脊椎麻酔，短時間の手術で，褥瘡発生リスクなどはほとんどないと思われやすい子宮筋腫手術や卵巣手術では，痛みに敏感な若い女性（？）の仙骨部から尾骨部のリスクが高い．歩いてはいても動きたがらずに（「体位変換などはとんでもない．痛い！」と言う），ベッドにへばりつく傾向が高い．ファーラー体位を好む患者は，なおさら危険である．
8. 壮年期男性のなかには元来，体圧が高くなりやすい体型の人がいる．これを術前に察知するのは難しいが，体圧測定をしておくことは有効．
9. 大切な概念を一つ．「手術前あるいは手術中に種まきをして，手術後に育てることのないように」．周手術期は皮膚観察を欠かさずに，一貫して皮膚障害の発生を予防あるいは早期発見する．それが早期対策につながり，患者のADLを守ることになる．

（中村義徳）

第2章

実践に活かす手術時のポジショニング

　本章では，手術時のポジショニングについて，基本的な体位を取り上げながら解説していく．

　また，ポジショニングにおいて必要となる術前・術中・術後のアセスメントについても述べていく．術中に留意しなければならないことは，術前の情報収集の中にそのヒントが隠れている．また，術中に患者が受けた影響が，術後のケアの質によって症状などの悪化というかたちで現れることもある．そのため，術前・術中・術後という流れをとおして検討することは欠かせない．

　ここでは，「褥瘡予防」という観点を強調した手術に際するポジショニングについて，体位がもたらす問題点に焦点をあてながら述べていく．

 仰臥位

■ 仰臥位で押さえておくべき基本事項
- 頭部は正面向きの臭いを嗅ぐ姿勢にする．
- 生理的彎曲（胸椎の後彎，腰椎の前彎，膝関節の軽い屈曲位，足関節の直角位）を維持する．

■ 適応
一般開腹手術，開心術，耳鼻科手術，眼科手術，整形外科手術（股関節，脊椎手術を除く），脳神経外科開頭術．

■ 生体への影響

呼吸器系
- 意識下では，腹腔内臓器により横隔膜が押し上げられ，立位に比べて肺容量が24％減少する．
- 全身麻酔下では，筋弛緩のために立位に比べて肺容量が44％減少する．
- 仰臥位では肺実質の重量が垂直に加わるので，肺の背部に無気肺を生じやすい．

循環器系
- 仰臥位血管系の圧は，重力の影響を均等に受けるため，循環系に対する影響はほとんどみられない．

● 仰臥位のチェックポイント

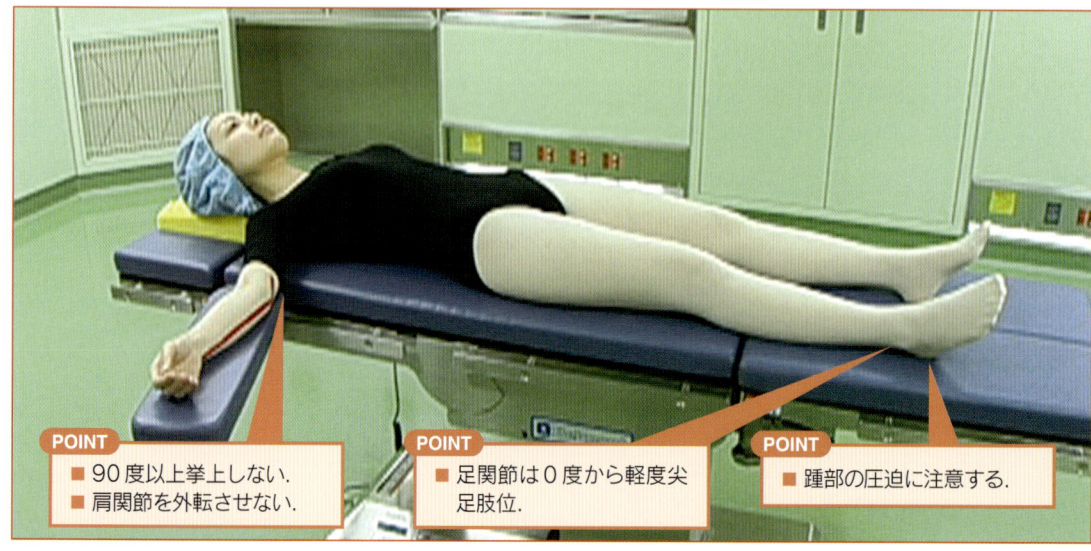

POINT
- 90度以上挙上しない．
- 肩関節を外転させない．

POINT
- 足関節は0度から軽度尖足肢位．

POINT
- 踵部の圧迫に注意する．

1 仰臥位

■ 褥瘡予防の視点からのアセスメント（表1）

表1　アセスメントのポイント

術前・術中・術後のアセスメントとプラクティス	
術前	＊皮膚異常の有無を確認し，記録する ＊一般的な褥瘡発生リスクのアセスメントを行い，記録する ＊術中および術後の褥瘡発生の可能性をアセスメントする ＊病棟病床あるいは手術台の臥床状態での各圧迫部位の体圧を測定，評価，記録する ＊腰痛の有無や身体アライメントについて観察・評価し，術中体位上の問題を整理する
術中	＊術前の褥瘡発生リスクアセスメントに応じた対応を考案，実施，記録する ＊手術に影響しない範囲において各部位の後面を評価する．場合によっては，外科医との協力により，皮膚異常の発生への対応を考え，実施し，記録する ＊出血量・血圧の変動について，術後への影響を考慮に入れた評価を行い，記録する
術後	＊背面の皮膚の発赤や水疱形成，びらんなどの有無や程度を，手術終了直後と30分後（または退出直前）に，できれば主治医や麻酔科医とともに，観察・評価し，記録する ＊手術が終了して30分後（または退出直前）の背面の皮膚の状態を，できれば病棟スタッフとともに観察・評価し，申し送り表などに記録する ＊手術中の褥瘡予防ケアの実際とともに術後の病棟での留意点について具体的に記録し，病棟スタッフへ申し送る

具体的なアセスメント事項
・術前に背部の観察を行う（術後の観察も怠らない） ・皮膚の状態・骨突出について観察する ・仰臥位における重圧部位（体重が重くかかる部位）を予測する ・頭部・臀部・踵部の圧が高くなる可能性があるので，体圧分散寝具を検討する ・背部接触面に敷物のしわ，コードなどの異物がないことを確認する（敷物などのしわを直す場合は，必ず患者の体を浮かしてから行う．患者を寝かせたまま敷物を引っぱらない） ・頭と肩の位置関係を確認する（頭が低くなっている場合に，肩に圧がかかるほか，頸椎の亜脱臼のおそれがある） ・頸部の傾斜角に注意する（指示された傾斜角にする）

■ ポジショニング時の注意点（表2）

表2　具体的な注意事項

部分圧迫	＊後頭部・肩甲骨部・肘関節部・仙骨部・踵部に圧迫を生じる.
上肢	＊上肢の固定 ・前腕は回内・回外中間位とし，肘関節の伸展を防ぐ. ＜手台に預ける上肢＞ ・上肢の90度以上の挙上，および頭部の（挙上した上肢と）反対側への回旋は，腕神経叢損傷を生じるのでしないようにする. ・腕神経叢麻痺の原因になるので，肩関節を90°以上外転させない. ＜体側に沿わせる上肢＞ ・ずれや転落が起きないように上肢固定板や固定帯で固定する. 固定板には保護具を用い，圧迫を受けないように工夫する. ＊スクリーン台や手術台での圧迫により，橈骨・尺骨神経損傷を生じないようにする.
下肢	＊脚を組むことで足に至る動静脈が圧迫され，血流不全を生じる可能性がある. 両下肢は組まないようにする. ＊ふくらはぎの圧迫軽減のために踵部のみを挙上すると，膝関節部に外力がかかり膝の靱帯が損傷される可能性がある. 下肢全体の接触面積を広げるようにする. ＊腓骨小頭の圧迫を避ける. ＊踵部の除圧を行う. ＊下肢の固定 ・下肢に固定帯を使用する場合，できるだけ幅の広いものを選び，手術台から下肢が落下しないようにする. ・足関節は0度から軽度尖足肢位とする. 長時間の手術では，足底板を使用する場合もある. ・自然なアライメントを意識し，下肢全体への介入を行う.
その他	＊術後腰痛の予防のために腰に枕を入れる. このときに腹部を高く上げすぎない. ＊いずれの項目においても，観察・評価，実施内容についての記録・記載を欠かしてはならない. 万一，術後皮膚障害が発生したときのインシデントあるいはアクシデントの検証のために，これらはきわめて大切である[1].

1 仰臥位

■ ポジショニングの実践：仰臥位

体圧分散寝具・補助枕の選択　DVD▶①

　通常，仰臥位においては，後頭部，肩甲骨部，肘関節部，仙骨部，踵部に圧が集中することが予測できる．したがって，これらの部位の除圧と分散性を高めるには，体圧分散寝具の厚みを増すこと，柔らかい素材を選択することが基本となる．しかし，体圧分散寝具が柔らかすぎたり厚すぎたりすると沈み込みを起こすなど，術者にとって手術が行いにくい状況が生じる可能性がある．そのため実際には，患者の体型，痩せ・関節拘縮・麻痺の有無などから，手術内容や手術予定時間を考慮に入れて厚さや素材を検討することが望ましい（体圧分散寝具の厚さや素材による体圧の違いは，p.14 の**表6**を参照）．

- **痩せ**：痩せが著明で骨突出がある場合には，仙骨部に焦点をあて，除圧効果の高い物を選択するのがよい．
- **関節拘縮や麻痺**：関節拘縮や麻痺がある場合には，麻酔導入後（筋弛緩薬の作用後）においても部分圧迫がかかりそうな部位に補助枕を挿入する．手術療法の性格から，体圧分散寝具の厚みを増すことを優先できない場合の介入計画も必要である．
- **部分圧の測定**：部分圧が高くなることが予測される部位は，圧測定を行い，実際にかかっている体圧を確認することを勧める．これにより，① 介入の必要性が強く動機づけられる，② 介入の効果を評価できる，などのメリットが見込める．

踵部の除圧　DVD▶①

■ 踵部体位による部分圧の違い（表3）

　仰臥位で意外と見落とされるのが，踵部への配慮である．踵は身体の最端部であり，シーツなどで覆われてしまうため，観察の目が届かないことが多い．しかし，踵部が中間位で保持されるか否かにより，多少ではあるが体圧に変化が生じ，これが後の仙骨部などの褥瘡発生に少なからず影響を与える．特に麻酔導入後は，両下肢は外旋しやすくなるが，不適切な外旋は腓骨小頭への外力負荷となり，腓骨神経麻痺とともに，同部位の褥瘡発生リスクを高めることにもなる．

> **ここがポイント**
> 踵部は中間位に保持する．外旋位にしない．

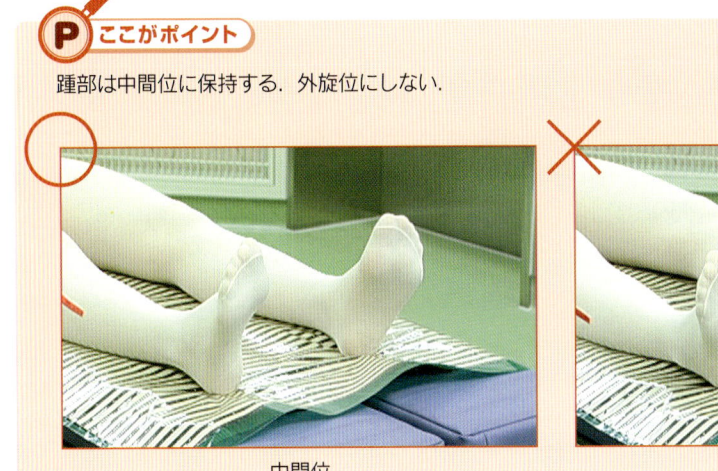
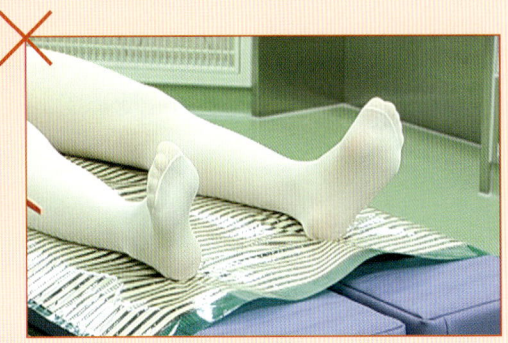

中間位　　　　　　　　　　　　　　　　　外旋位

表3　踵部体位による部分圧の違い

商品名（素材） 厚み	中間位の腓腹部および踵部の体圧図 腓腹部／踵部の最大圧	外旋位の腓腹部および踵部の体圧図 腓腹部／踵部の最大圧
手術台併設マットレス（ウレタンフォーム） 5cm	21mmHg／36mmHg	20mmHg／34mmHg
ソフトナースイエローピンク（ウレタンフォーム） 6cm	7mmHg／24mmHg	8mmHg／26mmHg
手術台用アクションパッド（ゲル） 1.2cm	14mmHg／36mmHg	17mmHg／36mmHg
MPOマットレス（ウレタンフォーム＋ゲル） 7cm	15mmHg／22mmHg	14mmHg／24mmHg
MPOマットレス（厚型）＊（ウレタンフォーム＋ゲル） 10cm	8mmHg／21mmHg	10mmHg／22mmHg

低　　　　　高

被験者：女性　身長158cm　体重49kg　BMI19.6
測定器：HUGE-MAT®（ニッタ株式会社）
注）体圧値（mmHg）は参考値としてください．
　　別条件下で測定したほかの既存データとの比較はしないようにしてください．

＊特注仕様

コメント
中間位より外旋位で，腓腹部の接触面積は広がっているが，体圧は高くなっていない．
中間位より外旋位で，腓腹部・踵部ともにわずかではあるが体圧が高くなっている．
中間位より外旋位で，腓腹部圧がわずかではあるが高くなっている．踵部圧は変化していない．
中間位より外旋位で，腓腹部圧はわずかではあるが低くなり，踵部圧はわずかに高くなっている．
中間位より外旋位で，腓腹部圧・踵部圧ともにわずかではあるが高くなっている．

■ 踵部の除圧方法 DVD▶❶

　表4は，補助枕の有無による体圧の違い，また補助枕を自然な体のアライメントに沿うように使用した場合の体圧を示したものである．補助具の幅を広くし，下肢の長さに合わせて沿わせ，踵部が浮くようにすることで除圧ができていることがわかる．

　除圧方法の悪い例を表5に示す．腓腹部の一部のみを挙上することによる高い部分圧の発生や，補助枕の厚みが薄いことにより除圧が十分になされないことなど，除圧方法により問題が生じてくることがわかる．したがって，仰臥位での体のアライメントを考慮しながら，下肢・踵部の除圧のための介入を行うことが重要であるといえる．

表4　踵部への補助枕の使用の有無による体圧の違いと良い除圧例

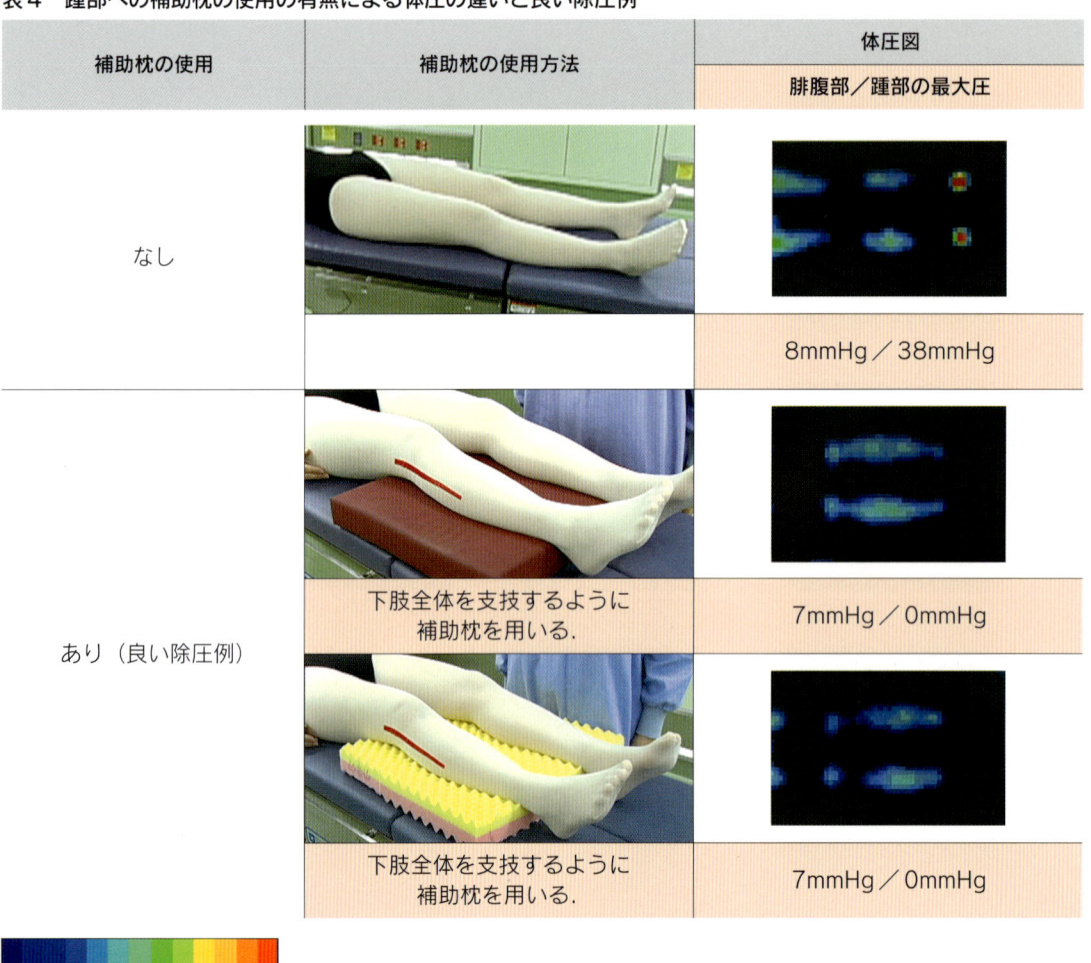

補助枕の使用	補助枕の使用方法	体圧図 腓腹部／踵部の最大圧
なし		8mmHg／38mmHg
あり（良い除圧例）	下肢全体を支技するように補助枕を用いる．	7mmHg／0mmHg
あり（良い除圧例）	下肢全体を支技するように補助枕を用いる．	7mmHg／0mmHg

低　　　高

被験者：女性　身長158cm　体重49kg　BMI19.6
測定器：HUGE-MAT®（ニッタ株式会社）
注）体圧値（mmHg）は参考値としてください．
　　別条件下で測定したほかの既存データとの比較はしないようにしてください．

1 仰臥位

🔍 ここがポイント

補助枕で下肢全体を支持するようにし，踵部を浮かせる．

コメント
足関節の構造上，踵骨の突出した部分に圧が高く集中する．
下肢全体を補助枕が支持し，踵部を浮かせているため，除圧ができている．

表5 踵部の悪い除圧例

補助枕の使用方法	体圧図
	最大圧
腓腹部の一部に補助枕を使用している.	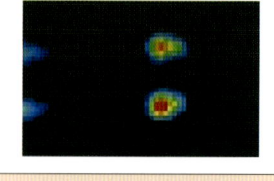 腓腹部 33mmHg／踵部 0mmHg
大腿部全体と足関節部に補助枕を使用している. 足関節部に使用している補助枕は，大腿部のものより薄い．そのため踵部が一部体圧分散寝具に接触している．	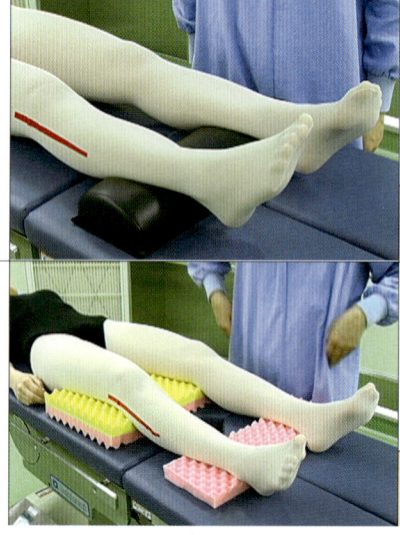 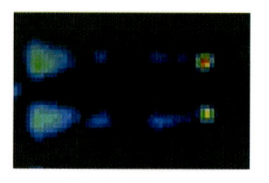 大腿部 10mmHg／腓腹部 6mmHg／踵部 20mmHg

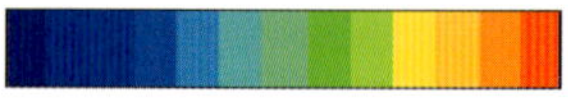

低　　　　　高

被験者：女性　身長158cm　体重49kg　BMI19.6
測定器：HUGE-MAT®（ニッタ株式会社）
注）体圧値（mmHg）は参考値としてください．
　　別条件下で測定したほかの既存データとの比較はしないようにしてください．

これはやってはダメ

下肢の一部だけを補助枕で支えるのは，部分圧迫が強くなるので避ける．

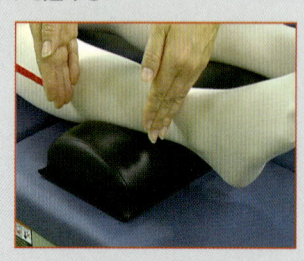

※ここでは補助枕の素材の特性についてではなく，接触幅について述べることを目的にしている．

1 仰臥位

コメント

下肢の一部のみが接すると，ベースの体圧分散寝具と身体との間に隙間があき，下肢全体の疲労感を増す．また，下肢が挙上されることで膝関節へ外力を与えることになり，膝関節の靭帯が損傷されるなどの影響を及ぼす．

補助枕が大腿後面と下肢の一部に挿入されていて，下肢全体を支えておらず，膝下部に隙間があり，下肢全体の疲労感を増すことになる．

Column

ゲルの特性

　ここでは，手術室で体圧分散寝具や補助枕に使用されるゲル素材について述べたいと思う．

　ゲルには，動きに追従する特性がある．そのため，ゲル素材の体圧分散寝具や補助枕では，皮膚にずれ力が発生すると，そのずれ力に応じて素材の変形を起こす．そして，変形しつつ，ずれ力を抑える（ずれの距離を縮める）といったずれ力に対する支持が起こり，その結果，ずれ力を吸収することになる．これは，ゲル素材の体圧分散寝具や補助枕が底付きを予防するメカニズムに関係してくる．

　手術では，術中に体位を変更する手術方式（腹腔鏡下胆嚢摘出術〔ラパコレ〕など）があり，このような場合に一過性に生じるずれ力への対処にゲル素材は有効であるといえる．また，本書で掲載している症例（p.98「3章-2　腰椎椎弓切除術を受ける患者の腹臥位のポジショニング検討」）のように，四点支持器を使用した腹臥位においてもゲル素材を用いることでずれ力に対して効果を示す．

　なぜ，ここでゲルについて述べているかというと，実は今回，本書に載せるためのデータを測定して筆者のゲルに対する印象が変わったことに大きな理由がある．筆者が臨床看護師だった頃，褥瘡予防のために臀部にゲル系パッドを使用することが多かった．そのときには，「熱をもって蒸れる」などゲルに対してあまりよい印象がなかったことを記憶している．しかし今回の測定や症例検討を通して，改めてゲル素材の優れている点に気づいた．これは，「食わず嫌いで，とてもおいしい物を拒んできたような感じ」に近く，自分のなかの"思い込み"ともいえる頑固さに改めて気づかされた経験であった．　　　　　　　（田中マキ子）

上肢のポジショニング

　仰臥位では上肢は，片方を体側につけ，もう片方を血圧や輸液などラインの確保のために手台に預けることが多い．上肢のポジショニングの留意点は，以下のとおりである．

- **体側に沿わせる上肢**：体側に沿わせる上肢は，手術台や上肢固定板で圧迫を受けないように補助枕を使用する．
- **手台に預ける上肢** DVD▶① ：手台に預ける上肢は，神経圧迫，部分圧迫，安楽性などを加味しながらポジショニングを検討する（表6）．
- **神経障害の予防**：過伸展や肩関節外転角度を90度以上にすることにより，腕神経叢を圧迫し，神経障害を引き起こす．また，尺骨神経麻痺を起こさないようにするために，前腕は回内・回外中間位とし，肘関節の圧迫・伸展を防ぐ．

表6　手台の調整の良い例・悪い例

良い例		悪い例
●腕と手台がフラットになっている	●腕が自然な曲線を描いている	●手台が低い
腕と手台とが水平に並ぶことで，接触面積を広くもたせることが可能となり，除圧分散効果の高い肢位になっている	肘関節から手尖まで自然な曲線を描いており，除圧分散が良好なうえに神経損傷予防にも効果が高い肢位になっている	体幹と腕との高さが合わないために，ベッドの端で上腕の一部に部分圧迫や神経への圧迫を引き起こす可能性がある．また，隙間は上肢の疲労を招く

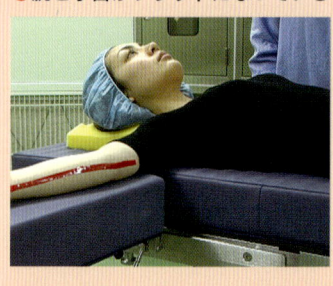

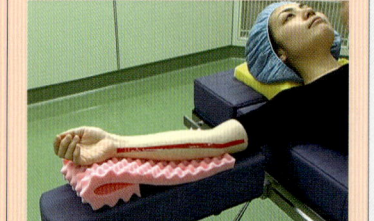

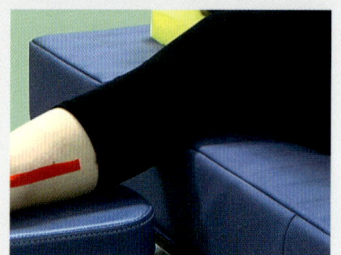

1 仰臥位

■ 仰臥位の応用：ローテーション時のポジショニング（頭側および右側低位の場合） DVD▶❷

　ローテーション時のポジショニングでは，ローテーションによる傾斜が身体へのずれを引き起こすことをどのように予防するかが重要になる．そのため，体圧分散寝具や補助枕の厚みにより除圧・分散を調整することはもちろんだが，体圧の増大と相関するずれへの対応が欠かせないため，特に補助枕の選択が重要になる．

● ローテーション場面（頭側および右側低位〔頭右低位〕の場合）

仰臥位

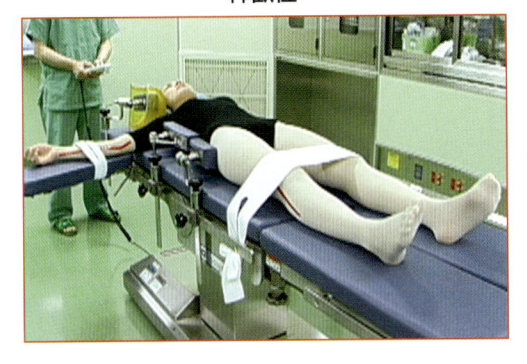

↓ ローテーション

右低位
- 左側から右側へのずれ力
- わき腹，腸骨部の圧迫

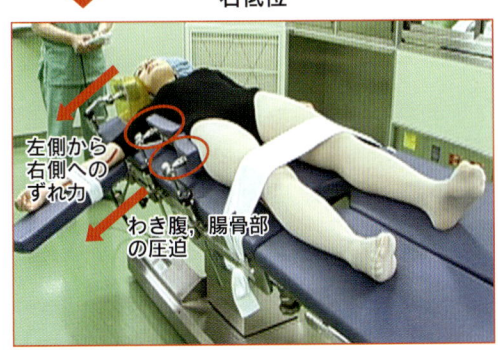

← ローテーション

頭右低位
- 肩部の圧迫の上昇
- 足側から頭側へのずれ力

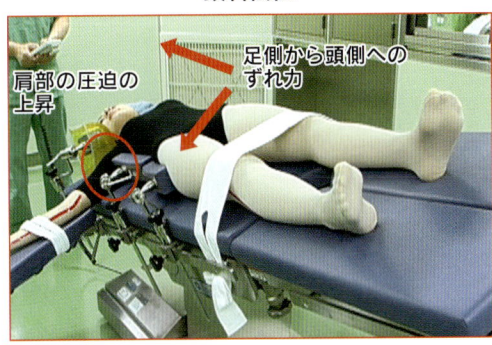

● 右わき腹，腸骨部の圧迫は持続

表7　固定板に使用する補助枕による体圧の違い

商品名 （素材）	仰臥位 右わき腹／右腸骨部／臀部の最大圧	頭右低位（ローテーション後） 右わき腹／右腸骨部／臀部の最大圧
不使用	5mmHg／4mmHg／48mmHg	42mmHg／22mmHg／42mmHg
オエシスパッド （ゲル，販売元：瑞穂医科工業）	4mmHg／3mmHg／48mmHg	38mmHg／15mmHg／36mmHg
ソフトナースピンク （ウレタンフォーム） ＋ アクションパッド （ゲル）	3mmHg／6mmHg／52mmHg	18mmHg／17mmHg／34mmHg
マジック・ベッド （ビーズ，販売元：オカダ医材） ＋ ソフトナースピンク （ウレタンフォーム）	4mmHg／6mmHg／25mmHg	4mmHg／8mmHg／24mmHg

低　　　　高

被験者：女性　身長158cm　体重49kg　BMI19.6
測定器：HUGE-MAT®（ニッタ株式会社）
注）体圧値（mmHg）は参考値としてください．
　　別条件下で測定したほかの既存データとの比較はしないようにしてください．

1 仰臥位

コメント
右側の側面に体重がかかるため，右わき腹，右腸骨部の体圧が増大する（右わき腹：5mmHg→42mmHg，右腸骨部：4mmHg→22mmHg）．補助枕を使用しない場合，直接体重を受けてしまうため，体圧の上昇率が高い．臀部は，右わき腹や右腸骨部による圧迫と同時に圧の分散が起こり，体圧の減少が期待できる．しかし，ローテーションでのずれにより圧が生じるため，臀部の体圧はあまり変化しない．
補助枕不使用時とほぼ同様な傾向がみられるが，右腸骨部の圧の上昇率が低い．これは，ゲル素材のずれに対する支持性が効いたことにより，体圧の上昇を抑えていることが予測できる．
ウレタンフォームの厚さによる除圧とゲル素材によるずれへの支持性の両方の効果が得られ，ローテーション後の各部の体圧の上昇が抑えられている．
マジック・ベッド®による固定がずれを予防すると同時に，ウレタンフォームによる除圧が効き，ローテーションを行っても体圧がほとんど変化しない．

体圧分散寝具の選択

ローテーション時の体圧分散寝具には，ローテーションによるずれ力を支える機能をもつものがよいだろう．ゲル素材は，ずれ力を吸収し支える機能をもつので，背部から臀部にゲル系シートを用いるか，体圧分散寝具にゲルを使用しているものなどを使用するのがよいだろう．

固定板の当たる位置の観察と補助枕の選択

ローテーション時には，転落予防や体位の安定を維持するために固定板を使用せざるを得ないため，これが部分圧迫の原因になる．そのため，個々の患者の体型・体格，固定板が当たる部位や当たり方を十分に観察し，直接圧迫されないように補助枕を使用することが重要である（**表7**）．

> **ここがポイント**
>
> 固定板による圧迫部位（腰部，腋窩など）を確認する．
>
> ●腰部 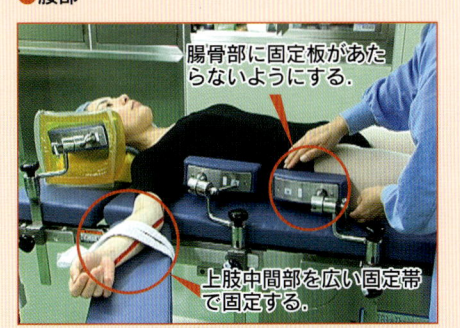
> 腸骨部に固定板があたらないようにする．
> 上肢中間部を広い固定帯で固定する．
>
> ●腋窩
> 腋窩部に固定板の端があたらないようにする．

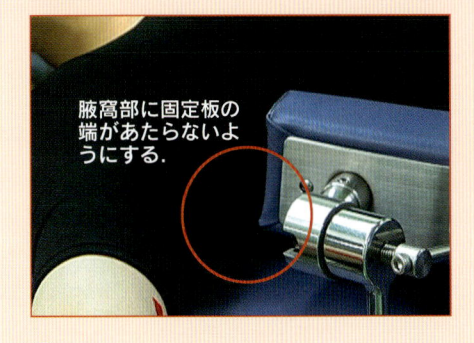

仰臥位の応用：腹腔鏡下胆嚢摘出術（ラパコレ）時のポジショニング DVD▶③

軽度傾斜をつけるラパコレ体位では，頭側および右側高位（頭右高位）とするため，頭側から足側方向へ，右側から左側へのずれが生じる．そのため，体重が重くかかる頭部，肩甲骨部，臀部の圧変化への留意が必要である．臀部は傾斜により臀筋に対する縦方向への広がり（接触面積の広がり）が期待できるが，肩部はもともと筋肉が薄いため，肩甲骨部の当たり具合で圧とずれを受けることになる．

体圧分散寝具の選択

ラパコレ体位時には厚みがあり，ずれを支持する素材の体圧分散寝具の使用が有効である．ラパコレ体位時に使用する体圧分散寝具による体圧の違いを表8に示す．

体圧から検討すると，ローテーション前後とも厚みの厚いMPOマットレス®（厚さ7cm）がよい状態を示し，ついでソフトナースイエローピンク®（厚さ6cm）がよいことが理解できる．

しかし，接触面積の広がりという観点からは，ゲル素材のアクションパッド®（厚さ1.2cm）が，厚さの割りにはよい結果を示しているといえる．さらに，ローテーション後の変化という点からも，肩部の減圧にアクションパッド®が優れた効果を示している．これは，骨ばった肩部の一部が接触し，ローテーションをかけることにより生じるずれ力をゲルが緩衝している結果だといえる．

これらの結果から，厚さが除圧に働いていること，ローテーションによる傾斜にはゲル素材の支持性の効果が現れていることがわかる．したがってゲル素材やウレタンフォームとゲルを併用している体圧分散寝具の選択が勧められる．

● ラパコレ時のポジショニング場面

仰臥位

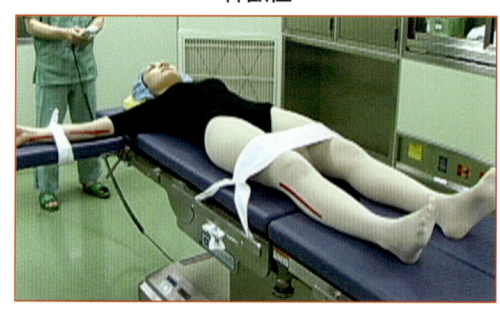

ローテーション

右高位
右側から左側へのずれ力
● 左肩甲骨部や左臀部の圧が高くなる

ローテーション

頭右高位 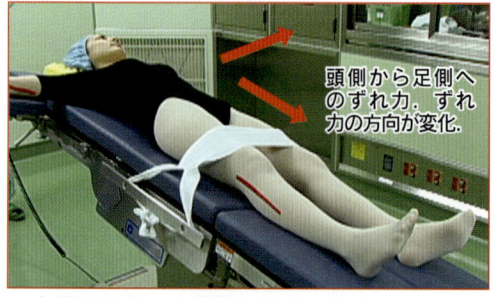
頭側から足側へのずれ力．ずれ力の方向が変化．
● 左肩甲骨部や左臀部の圧迫は持続

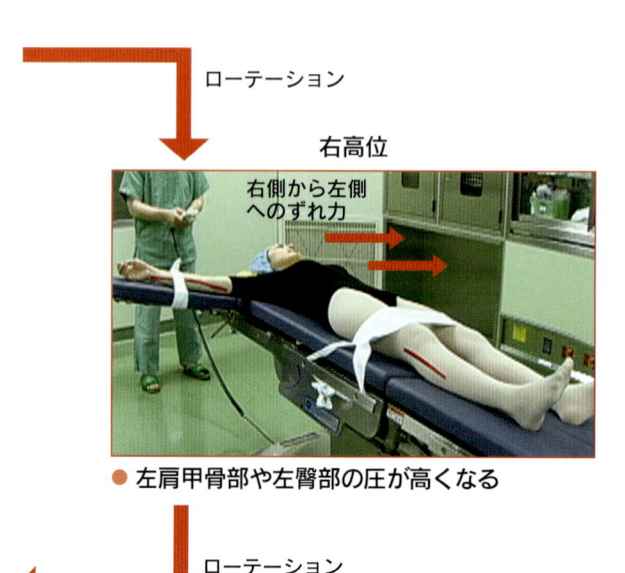

Column

褥瘡と圧迫性潰瘍

タイトルは何を意味しようとしているか？ 褥瘡は，decubitus, bed sore, decubitus ulcer, pressure ulcerと英訳されるが，一方で圧迫性潰瘍はpressure ulcerと英訳できよう．そうすると，褥瘡＝圧迫性潰瘍といえるのか？ 用語の定義に関する議論は，古今東西いつも波乱含みで経過し，問題を提起してきた．元来，定義とは人為的な意味づけだけに，やむを得ない点も多い．

今さら，なぜこんなことを言うかといえば，周手術期に経験する潰瘍性あるいは潰瘍類似病変（わざわざ「類似」と付けたのには訳がある．NPUAP分類のStage1や日本褥瘡学会の深さ分類のd1の褥瘡は，非開放性創傷で，厳密には「潰瘍」ではないため）においては，いわゆる寝床や慢性期療養に関係が深いというニュアンスをもち，「褥瘡」としてもなんら違和感のないものがある一方で，「非日常的な物理的な力により皮膚の表層が外傷性ダメージを受けた」といったニュアンスを色濃くもつ，あえて「外傷性・圧迫性潰瘍」とよびたくなるような「褥瘡」に出くわすことがしばしばある．微妙な言い回しなので，うまく真意が伝わるかどうか心もとないが，下図のような周手術期褥瘡をみれば，理解していただけるのではないかと考える．

すなわち周手術期褥瘡には，多くが1回きりの，術中の物理的な力により発生し，術後は寝床に関した負荷を受けることなく順調に治癒していくタイプと，術中のダメージの有無はさほど関係なく，術後の寝床に関する負荷が悪化要因ないしは主要因となり，難治性の，一過性の外傷性・圧迫性潰瘍とはかけ離れた経過を取るタイプの2種類があるということである．もともと褥瘡危険要因を明らかに多くもつ慢性療養患者にみられる褥瘡を「起因性褥瘡」とよび，そうした褥瘡危険要因をあまりもたない患者にみられる「偶発性褥瘡」[i]を分けた大浦らの慧眼に一部同意するものである（とはいうものの，手術そのものがいろいろな意味ですでに「褥瘡危険要因」であるとする筆者の考え方からは，「偶発性褥瘡患者は褥瘡危険要因をもたない」とする大浦らの考え方に与できない点もある）． 　　　　　　　　　（中村義徳）

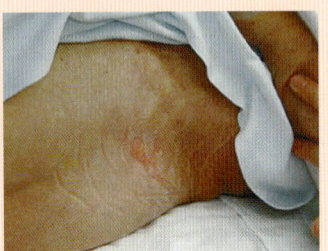

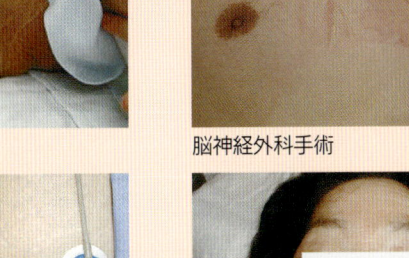

整形外科手術 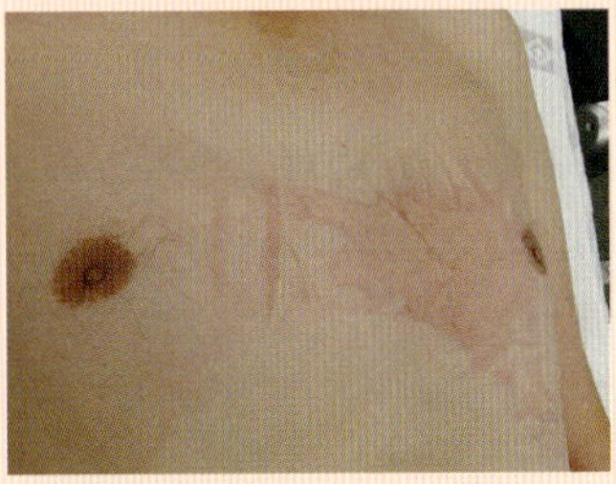　　　　　　　　　　脳神経外科手術

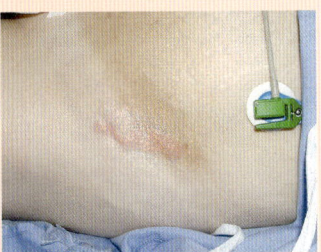

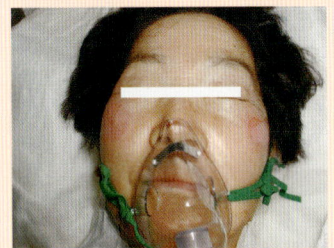

脳神経外科手術　　　　　　　　　整形外科手術

図　手術直後にみられた特徴的な周術期褥瘡
いずれも手術直後にみられた皮膚障害で，術中発生型のd1ないしd2の深さの周手術期褥瘡であるが，ポジショニングに用いた固定具や支持器などによる直接的な外傷性・圧迫性あるいは摩擦性潰瘍といった形容がぴったりくる病変であると考える．

文献
i）大浦武彦：褥瘡の分類．真田弘美編：褥瘡ケア完全ガイド．―予測・予防・管理のすべて．学習研究社；2004.p.p.9-11．

表8 体圧分散寝具による体圧の違い

商品名（素材）厚み	仰臥位* 左肩部／臀部の最大圧	頭右高位（ローテーション後） 左肩部／臀部の最大圧
手術台併設マットレス（ウレタンフォーム）		
5cm	30mmHg／36mmHg	38mmHg／38mmHg
ソフトナースイエローピンク（ウレタンフォーム）		
6cm	22mmHg／29mmHg	13mmHg／17mmHg
MPOマットレス（ゲル＋ウレタンフォーム）		
7cm	17mmHg／17mmHg	21mmHg／11mmHg
手術台用アクションパッド（ゲル）		
1.2cm	38mmHg／34mmHg	28mmHg／34mmHg

低　　　高

＊右側の接触面積が左側より広がっているのは，被験者の体型によるものと考えられる．

被験者：女性　身長158cm　体重49kg　BMI19.6
測定器：HUGE-MAT®（ニッタ株式会社）
注）体圧値（mmHg）は参考値としてください．
　　別条件下で測定したほかの既存データとの比較はしないようにしてください．

1 仰臥位

コメント

臀部では，ずれは仰臥位時1.1N，頭右高位時1.9N，体圧は仰臥位時36mmHg，頭右高位時38mmHgと傾斜をつけても臀部の圧とずれはあまり大きく変化していない．肩部は，仰臥位時0.0N，頭右高位時2.3N，体圧は30mmHgから38mmHgと高くなっている．これは厚みがないこと，素材として傾斜により発生したずれ力を吸収・支持できないためである．

体重を支えるポイントが臀部から左肩部に移動することから，臀部にかかる体重割合が低くなり，体圧が低下している．左肩部の体圧は22mmHgから13mmHgとおよそ半減している．これは体圧分散寝具に厚みがあるため，肩部はその厚みにより十分に沈み込んでいるからといえる．

ウレタンフォームにゲルがシート状にのっている体圧分散寝具の構造特性から，左肩部，臀部ともに圧が吸収され，また，ずれ力も支持されており，体圧の上昇が抑えられている．

今回の測定に使用した最も薄い厚みのタイプでは除圧は不十分であるが，ずれ力を吸収し支持する．そのため，頭右高位になると，肩部圧は若干低くなり，体重の重い臀部の体圧は変化しない．

おさえておこう

●衣服によるずれの影響（ラパコレ時）

仰臥位	頭右高位
左肩部／臀部の最大圧	左肩部／臀部の最大圧
30mmHg／26mmHg	25mmHg／25mmHg
30mmHg／36mmHg	38mmHg／38mmHg

低　　　　　　　　　高

体圧分散寝具：手術台併設マットレス
被験者：㊤ 女性　身長157cm　体重52kg　BMI 21.0　　㊦ 女性　身長158cm　体重49kg　BMI19.6
測定器：HUGE-MAT®（ニッタ株式会社）

　表8で被験者が着用していたレオタードによるずれの影響を調べるために，衣服を着用しない状態での検証を行った．その結果，裸体では皮膚が体圧分散寝具に密着することから，身体のなじみが起こり，体圧分散効果が現れて，体圧の低下が起こっている．

　ずれは高くする側の部位を頂点として，低くする側へ引っ張られることにより生じ，ずれ力の上昇と体圧の上昇が相関する傾向にある．しかし，レオタードを着用している場合，頭右高位にした際に衣服による滑りが生じ，本来ならば右側の体圧が高くなるところが（裸体の被験者の体圧データを参照），左側の体圧が高くなっている．

■文献
1）中村義徳：手術期の褥瘡とその対策．Clinical Engineering 2006；15（6）：588-600．

2 側臥位

■ 側臥位で押さえておくべき基本事項

- 体幹は前胸部，臀部の2か所を支持器で支える．または幅の広い固定帯により，前胸部，大転子部を体幹と直交するように手術台に固定する．
- 側臥位には，完全な側臥位と何らかの変形パターン，たとえば半側臥位やひねり側臥位などがあり，手術に応じて，または執刀医の好みによって選択される．

■ 適応

肺や食道などの開胸手術，腎臓摘出術，整形外科股関節手術，脊椎前方手術（まれ）．

■ 生体への影響

呼吸器系

- 下側肺は，上部からは心臓や縦隔内臓器により，横隔膜からは腹部内臓器により，また腋窩下の枕により圧迫されるため，上側肺胞と比べて十分に拡張できず，ガス交換に預かりにくい．
- 肺血流量は，重力の影響により下側のほうが多い．
- 血流が多いにもかかわらず換気が少ないため，肺におけるガス交換の効率を劣化させる．

循環器系

- 下側の血管系のほうが上側よりも重力の影響を受けるが，その影響は少ない．
- 開胸下では，重力の影響で開胸側（上側肺）の肺血流量は減少し，閉胸側（下側肺）の肺血流量は増加する．

■ 褥瘡予防の視点からのアセスメント（表9）

表9　アセスメントのポイント

	術前・術中・術後のアセスメントとプラクティス
術前	* 皮膚異常の有無を確認し，記録する * 一般的な褥瘡発生リスクのアセスメントを行い，記録する * 術中および術後の褥瘡発生の可能性をアセスメントする * 必要に応じて，側臥位における圧迫部位の体圧を測定，評価，記録する * 身体アライメントについて観察・評価し，術中体位上の問題を整理する
術中	* 術前の褥瘡発生リスクアセスメントに応じた対応を考案，実施，記録する * 手術に影響しない範囲において各部位の後面を評価する．場合によっては，外科医との協力により，皮膚異常の発生への対応を考え，実施し，記録する * 出血量・血圧の変動・呼吸状態（動脈血ガス分析）を評価し，術後への影響を考慮した評価を行い，記録する
術後	* 下側面の皮膚の発赤や水疱形成，びらんなどの有無と程度を，手術終了直後と30分後（または退出直前）に，できれば主治医や麻酔科医とともに，観察・評価し，記録する * 手術が終了して30分後（または退出直前）の身体皮膚の状態を，できれば病棟スタッフとともに観察・評価し，申し送り表などに記録する * 手術中の褥瘡予防ケアの実際とともに術後の病棟での留意点について具体的に記録し，病棟スタッフへ申し送る

具体的なアセスメント事項
・術前に側臥位面の観察を行う（術後の観察も怠らない） ・皮膚の状態・骨突出（痩せによる肋骨突出）について観察する ・側臥位における重圧部位を予測する ・側臥位は受圧面積が狭く，頭側部（耳介部）・肩部・腸骨部・大転子部・膝部・外踵部の圧が高くなる可能性があるので，体圧分散寝具を検討する ・側臥位の接触面に敷物のしわ，コードなどの異物がないことを確認する（敷物などのしわを直す場合は，必ず患者の身体を浮かしてから行う．患者を寝かせたまま敷物を引っぱらない） ・上肢の動き，関節拘縮，麻痺などを観察する

■ ポジショニング時の注意点（表10）

表10　具体的な注意事項

頭部	*耳介が折れ曲がっていないことを確認するとともに，減圧効果の高い枕を選択，使用する． *頭を横にすることから，耳がつぶれないように留意する． *頭部と脊柱線がまっすぐになるように頭部の位置を固定する．上側上肢の腕神経叢にかかる張力を緩めるために，頭の下の枕の高さを調整する． *頭の高さと上側上肢の最終位置確認を行い，固定する．
上肢	*上肢は，上腕神経・尺骨神経・橈骨神経の損傷がないように，固定帯（テープなど）の位置に留意する． *下側上肢の腕神経叢の圧迫と，上側上肢の腕神経叢の伸展による損傷を生じるため，側臥位時，腋窩下に補助枕などを使用する． *上腕神経叢の圧迫からくる神経麻痺を回避するため，腋窩部に隙間ができるようにする． ＜上側上肢＞ ・肩より挙上させず，肩関節も90度以上外転させない．肘関節も伸展させない． ・手台の角によって圧迫がかからないように，手台の高さに留意する． ・手台が腋窩を圧迫することで腕神経叢損傷を生じないように，手台に補助枕を使用する． ・手台が胸壁に触れないようにする． ＜下側上肢＞ ・下側上肢の静脈還流を悪化させないように，腋窩部に補助枕を挿入する． ・90度外転させ，手台に乗せる．
下肢	*体圧分散寝具に減圧効果の高いものを使用し，下肢全体の除圧を図る． *体位が安定するように重心がおさまる基底面をできるだけ広げる（両下肢を可能な限り開く）． *両下肢ができるだけ重ならないようにする． *両下肢が重なると下肢の動静脈および総腓骨神経への圧迫を生じるので注意する． *両下肢間に枕を入れ，接触による圧迫を回避し，保護する． *腓骨小頭を圧迫しないように留意する． ＜上側下肢＞ ・膝を軽度屈曲させ，補助枕などに乗せて，できるだけ幅の広い固定帯で固定する． ＜下側下肢＞ ・ベッドから落下しないように，できるだけ幅の広い固定帯を使用する． ・下肢の動静脈圧迫・総腓骨神経圧迫が起こらないように，体圧分散寝具の種類や補助枕の使用を工夫する．
体側	***体側の固定** ・体側支持器を接触面積が広く取れる箇所（背部や臀部，下腹部）に当て，固定する． ・体側支持器は直接体に当てない．補助枕を用いて圧迫を受けないようにする．
その他	*側臥位を取る際には，十分な数のスタッフをそろえて行う．

●側臥位のチェックポイント

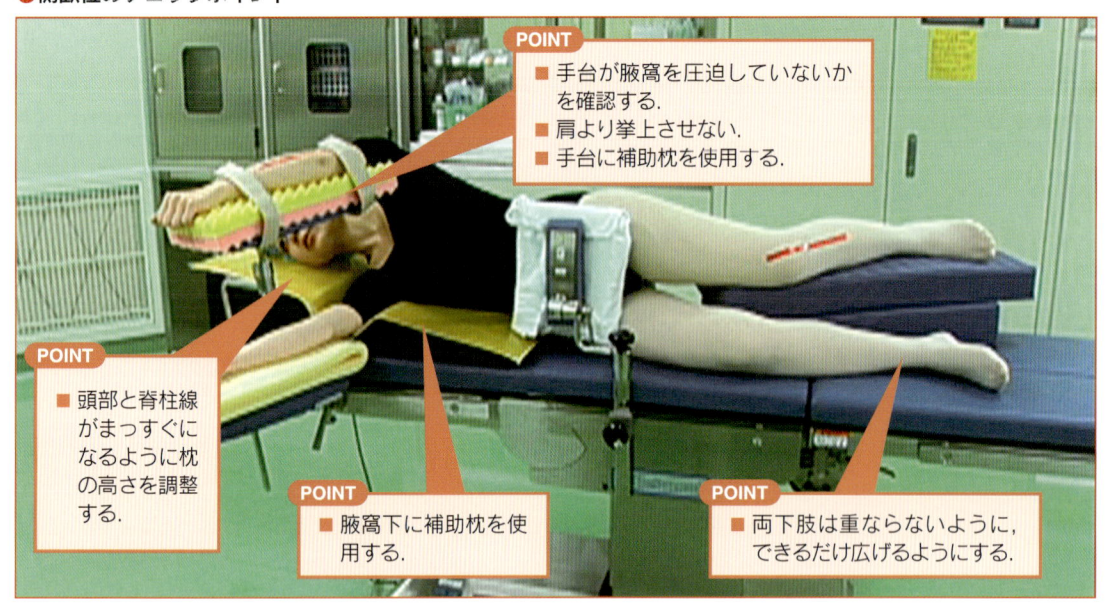

POINT
- 手台が腋窩を圧迫していないかを確認する．
- 肩より挙上させない．
- 手台に補助枕を使用する．

POINT
- 頭部と脊柱線がまっすぐになるように枕の高さを調整する．

POINT
- 腋窩下に補助枕を使用する．

POINT
- 両下肢は重ならないように，できるだけ広げるようにする．

■ ポジショニングの実践：側臥位

体圧分散寝具・補助枕の選択　DVD▶④

　側臥位では，仰臥位時の約半分の幅で全体重を支えることになり接触面積が狭いことから，部分体圧は仰臥位と比べて高くなる．体位の安定を図るために体側支持器による体位固定を行う一方で，垂直にかかる力を分散させ，下側体側の除圧・分散が得られるようにすることが大切である．このときに体側支持器に接触する部分の除圧とずれ力の回避が重要になる．

　体圧分散寝具は，手術台と下側体側の間に生じる圧の減弱を目的に選択，使用する．体圧分散寝具が柔らかすぎることの弊害は仰臥位時の場合と同様である．沈み込みを起こすなど，術者が手術を行いにくい状況が生じないよう注意する（体圧分散寝具の厚さや素材による体圧の違いはp.14の**表6**を参照）．

- **痩せ**：痩せが著明で骨突出がある場合には，腸骨部や大転子部に焦点をあて，除圧効果の高い物を選択するのがよい．
- **部分圧の測定**：接触圧が増大すると思われる部位は，圧測定による確認と介入後の評価を行うことを勧める．

下側上肢の除圧 DVD▶④
■ 腕抜き用の補助枕の有無による部分体圧の違い

　側臥位では下側上肢の圧迫の回避が重要になる．下側上肢の除圧の工夫として，腕抜き用の補助枕の使用がある（2-1）．この補助枕の使用により，肩部にはベースの体圧分散寝具の上にウレタンフォームの補助枕が置かれるため，除圧効果は一層増加すると予測される．さらに，この補助枕の使用により肩全体が包まれることから，接触面積が広がり，分散効果も期待できる．

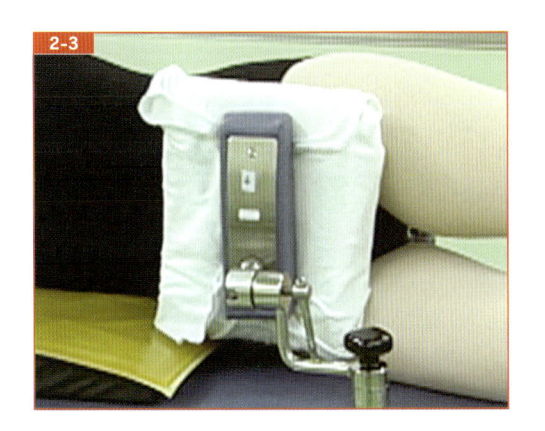

　腕抜き用補助枕の使用の有無による体圧の比較を**表11**に示す．

上側上肢への配慮

　手台に置く上側上肢も除圧・分散が重要であるため，補助枕などを使用する（2-1）．

　上肢の重さは体幹に比べて軽量のため，補助枕は厚みよりも接触面積が広がるウレタンフォーム系のものを選択するとよい．

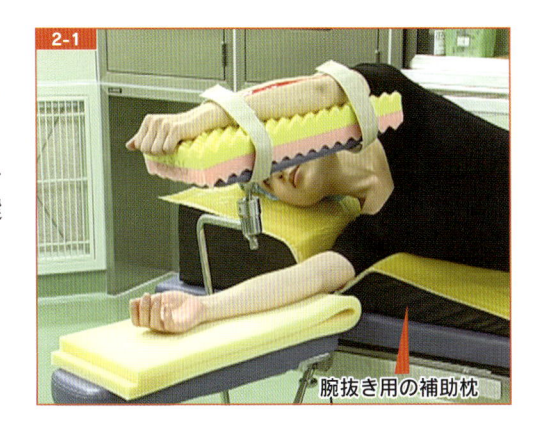

下肢への配慮

　両下肢を重ねず左右を広げるようにし，上側下肢の下に補助枕を挿入することで，腸骨部・大転子部の体圧を低くすることができる（2-2）．補助枕はできるだけ，厚さが維持されるものを使用する．

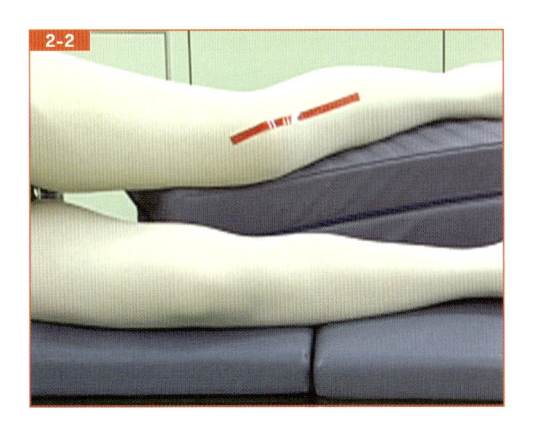

体側支持器への補助枕の使用

　体側支持器により腹部への圧迫が加わるため，直接あたらないように，柔らかく厚みのある補助枕を体側支持器と身体の間に挿入する（2-3）．

表11 腕抜き用補助枕の使用の有無による体圧の違い

腕抜き用補助枕の使用	場面	体圧図 肩部最大圧
なし		42mmHg
あり		7mmHg

■ 側臥位の応用：30度側臥位を取りローテーションをかけて水平にする場合のポジショニング　DVD▶⑤

体圧分散寝具・補助枕の選択

　30度側臥位を取りローテーションをかけて水平にする場合は，まず手術野を動かさないために，30度側臥位の体位をしっかり保持できる素材の補助枕を使用する．

　また，ローテーションによりずれ力が発生するので，ずれ力が発生しないように体位の固定力があり，かつ柔らかい素材の補助枕で身体を包みこむことが重要である．

　体圧分散寝具の選択およびその際の注意事項などは，仰臥位時に準じる．柔らかすぎず，しかし体圧分散が良好で，かつ体になじむ素材など，総合的な視点から選択する（**表12**）．

体圧分散寝具・補助枕の使用方法
■ 補助枕の挿入方法の違いによる除圧・分散効果の比較

　補助枕を体圧分散寝具の上に置く方法と体圧分散寝具の下に挿入する方法とで体圧を比較したところ，前者で比較的よい結果が示された（**表13**）．これは患者の身体にゲル系の補助枕が直接接触したために，ずれ力の支持性が得られたことが考えられる．

　また，体圧分散寝具の下に補助枕を挿入する方法は，角度調整の操作が難しいため，角度を確実につけたいときには適用しづらい点もある．

■ 体圧分散寝具・補助具のシンプルな使用方法の提案

　必要な体位固定のために，補助具を複数使用する方法と，マットレスを折り曲げるなど調整しながら使用する方法では，マットレスを折り曲げて使用するほうで比較的よい結果が示された（**表14**）．体位固定をする際の手間やマニュアル化する際のシンプルさを考慮すると，この方法は有効だと思われる．全体像がシンプルであり，かつ無駄のない美しさがあることは，技術の安全性と確実性にも結びつくものと考える．

2　側臥位

コメント

肩部・側胸部・大転子部の体圧が高い．

側胸部・大転子部の体圧は腕抜き用補助枕の使用「なし」の場合と変わらない．一方で肩部の体圧は低下している．また，肩部と側胸部の接触面積も広がっており，分散効果が現れている．

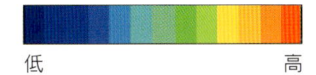

低　　　　　　　　　高

体圧分散寝具：手術台併設マットレス
被験者：女性　身長158cm　体重49kg　BMI19.6
測定器：HUGE-MAT®（ニッタ株式会社）
注）体圧値（mmHg）は参考値としてください．
　　別条件下で測定したほかの既存データとの比較はしないようにしてください．

● 30度側臥位からローテーションにより水平にする場面

30度側臥位

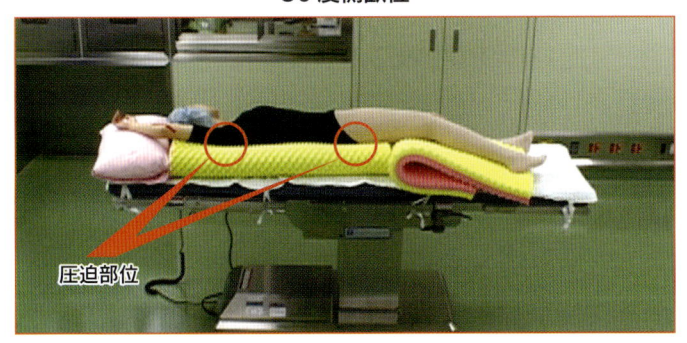

圧迫部位

ローテーション

水平にする

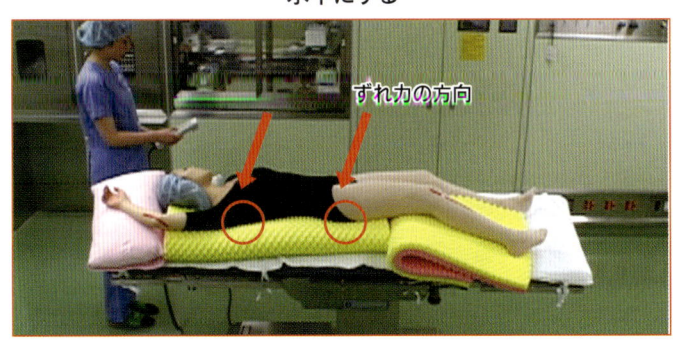

ずれ力の方向

表12　体圧分散寝具による体圧の違い

	手術台併設マットレス 右肩甲骨部／臀部最大圧	MPOマットレス® 右肩甲骨部／臀部最大圧
30度側臥位	13mmHg／32mmHg	13mmHg／26mmHg
ローテーションをかけ水平にした体位	22mmHg／31mmHg	6mmHg／28mmHg

被験者：女性　身長158cm　体重49kg　BMI19.6
測定器：エルゴチェック®（ABW社製）　補助枕：ポスフィット（ウレタンフォーム）
注）測定器の誤差は±2mmHg．体圧値（mmHg）は参考値としてください．
　　別条件下で測定したほかの既存データとの比較はしないようにしてください．

表13　補助枕の挿入方法による体圧分散効果の違い

補助枕の使用方法	場面	30度側臥位 右肩甲骨部／臀部最大圧
体圧分散寝具の上に置く		21mmHg／28mmHg
体圧分散寝具の下に挿入する		17mmHg／27mmHg

体圧分散寝具：手術台併設マットレス　補助枕：アクションパッド®（ゲル）
被験者：女性　身長158cm　体重49kg　BMI19.6
測定器：エルゴチェック®（ABW社製）
注）測定器の誤差は±2mmHg．体圧値（mmHg）は参考値としてください．
　　別条件下で測定したほかの既存データとの比較はしないようにしてください．

2 側臥位

	コメント
	補助枕の接触面は，手術台併設マットレス，MPOマットレス®のいずれも体圧が低くなっている．MPOマットレス®のほうが，体幹部の接触面積が広く，分散状態は良好である．
	ローテーションがかかったことで，補助枕の挿入側（右体側面）へ体重が移動するため，左体側面には軽度のずれ力がかかるとともに，わずかであるが体圧の低下がみられる．MPOマットレス®はウレタンフォームの上にゲルがのせてある構造のため，左体側面のずれ力を吸収している．

ローテーションをかけ水平にした体位	コメント
右肩甲骨部／臀部最大圧	
24mmHg／27mmHg	30度側臥位では，補助枕の挿入により角度が付きすぎたために，左体側に高い圧が生じている．ローテーション後は，補助枕に体重が移動しているが，体圧はあまり変化していない．ベースの体圧分散寝具の上に置いたゲルが，体重やずれ力を吸収していると考えられる．
25mmHg／39mmHg	30度側臥位では，接触面積の広がりがあり，除圧も良好である．ローテーション後は，補助枕がベースの体圧分散寝具の下に挿入されているためずれ力が吸収されず，右肩と臀部に高い圧を生じている．

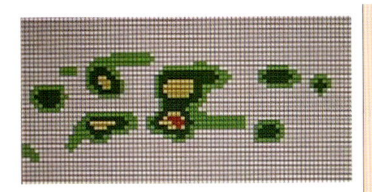

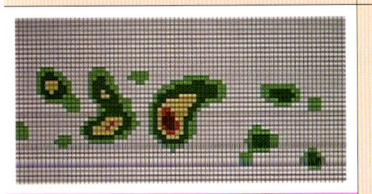

表14 体圧分散寝具・補助枕の種類・使用方法による体圧の違い

商品名 （素材）	使用方法	30度側臥位	
		場面	右肩甲骨部／臀部最大圧
ポスフィット （ウレタンフォーム， 販売元：モルテン）	複数の補助枕を使用		13mmHg／32mmHg
アクションパッド （ゲル）			21mmHg／28mmHg
テンダーパッド （ゲル， 販売元：イソメディカルシステムズ）			16mmHg／27mmHg
ソフトナース イエローピンク （ウレタンフォーム）	マットレスを折り曲げて使用		7mmHg／27mmHg

体圧分散寝具：手術台併設マットレス
被験者：女性　身長158cm　体重49kg　BMI19.6
測定器：エルゴチェック®（ABW社製）
注）掲載場面のポジショニングは，筆者らが入手できた体圧分散寝具・補助枕をもとに行っています．体圧分散寝具・補助枕の使用方法については，筆者らによるポジショニングのアイディア例として参考にしてください．
測定器の誤差は±2mmHg．体圧値（mmHg）は参考値としてください．
別条件下で測定したほかの既存データとの比較はしないようにしてください．

2 側臥位

ローテーションをかけ水平にした体位		コメント
場面	右肩甲骨部／臀部最大圧	
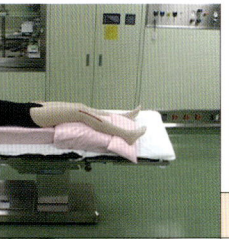 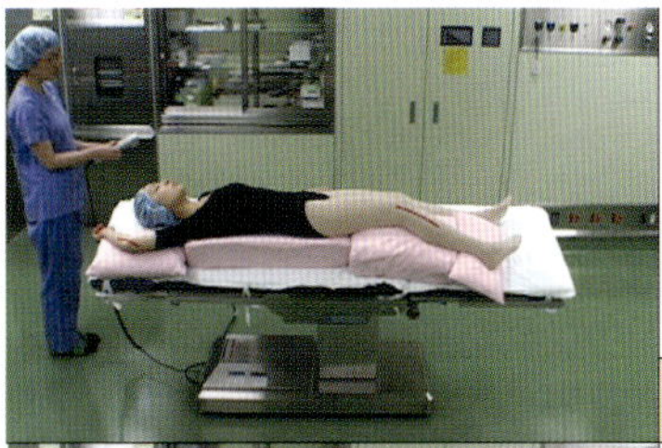	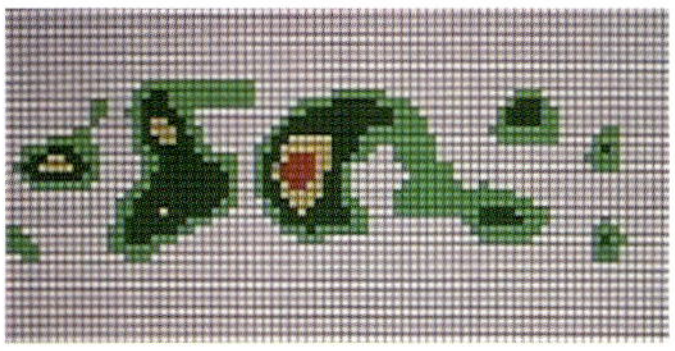 22mmHg／31mmHg	補助枕の挿入により，上半身全体に沿うよう角度が付けられており，除圧と体圧分散が良好である．ローテーション後にも右側の補助枕にしっかり身体がのるため，左体側面が除圧されている．
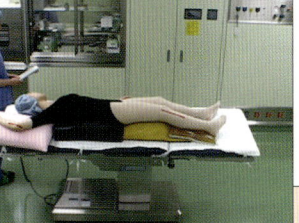	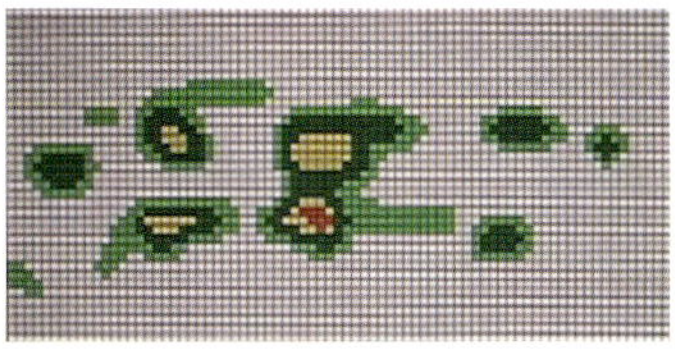 24mmHg／27mmHg	補助枕の挿入により角度が付きすぎたために左体側に高い圧が生じている．ローテーション後は，補助枕に体重が移動しているがあまり変化していない．ベースの体圧分散寝具の上に置いたゲルが，体重やずれ力を吸収していると考えられる．
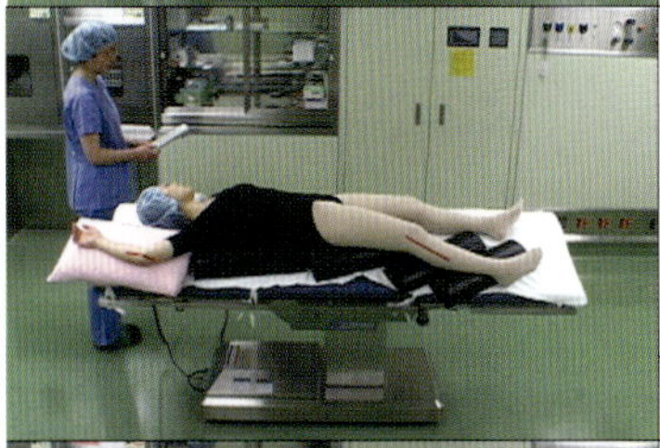	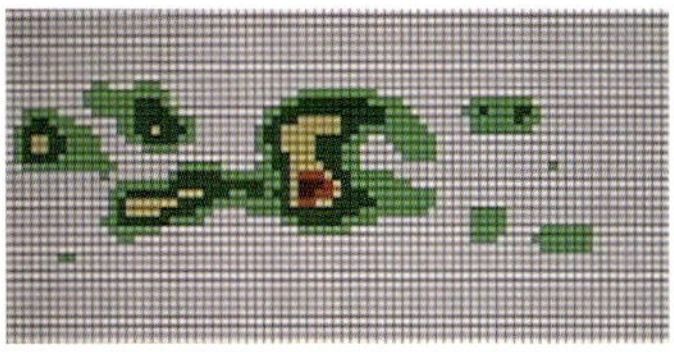 23mmHg／36mmHg	形状がカマボコ型のため補助枕身体に沿うように挿入できず，右体側面の圧が少し高くなっている．ローテーション後，ゲル系の補助枕に体重がのるとともにずれ力が吸収されることが期待されるが，高さが低いために十分な効果が現れていない．
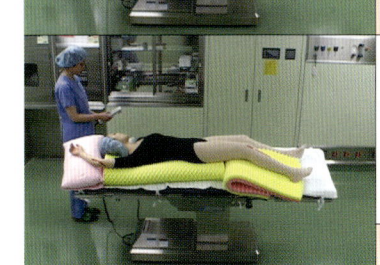	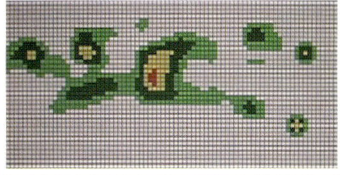 11mmHg／26mmHg	マットレスの厚さがあるので，身体の突出部位において沈み込みが起こり，体圧を小さくできている．ローテーション後もマットレスにしっかり体重がのっており，分散が図れている．

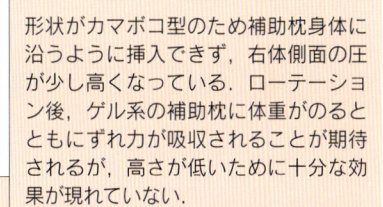

P ここがポイント

シンプルかつ経済的な体圧分散寝具・補助枕の使用法を検討することも重要である．

■ 側臥位の応用：パークベンチ体位のポジショニング　DVD▶❻

　パークベンチ体位は，脳神経外科後側頭開頭術で取られる体位である．この体位の基本事項は側臥位に準じるが，いくつか留意しなくてはならない事項があるので，それらのポイントを取り上げる．

●パークベンチ体位のチェックポイント

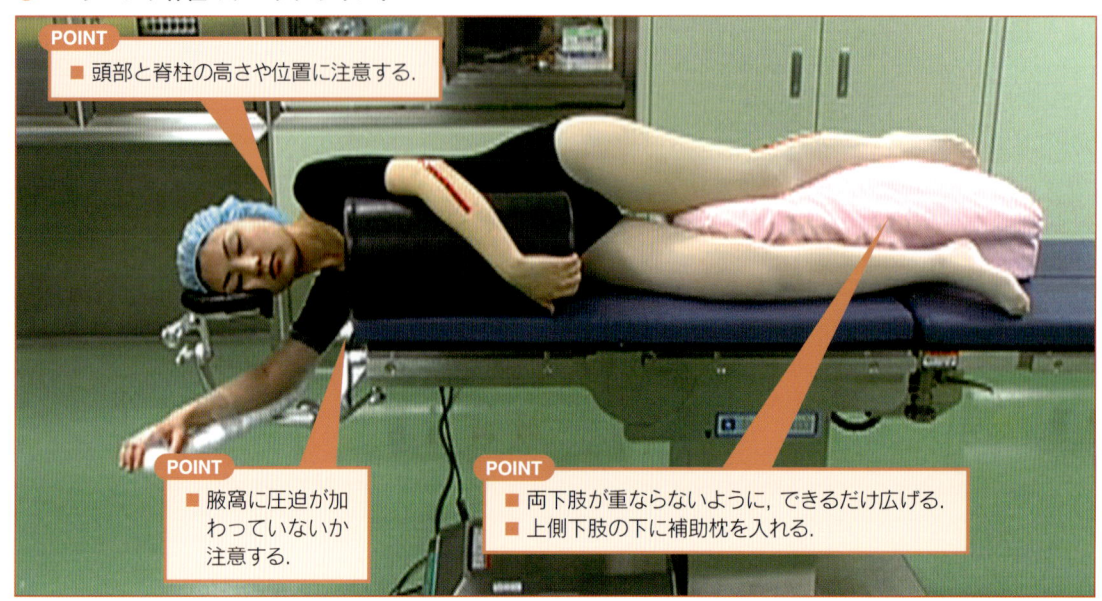

POINT
- 頭部と脊柱の高さや位置に注意する．

POINT
- 腋窩に圧迫が加わっていないか注意する．

POINT
- 両下肢が重ならないように，できるだけ広げる．
- 上側下肢の下に補助枕を入れる．

体位の特徴
　側臥位の変形で，下側上肢を頭部の支持器と手術台の間に落とし，専用の支持器で支える．

生体への影響
■ 呼吸器系
　側臥位に準じる．
■ 循環器系
　側臥位に準じる．

ポジショニング時の注意点（表15）

表15　具体的な注意事項

頭頸部	＊高さや位置に注意する． ＊耳介が折れ曲がっていないかを確認するとともに，減圧効果の高い枕を選択，使用する．
上肢	＊上下側ともに腋窩が圧迫されて循環障害が起きていないかを注意する． ＊上下側ともに上肢架台から直接圧迫が加わらないように補助枕を使用し，接触面積の広がりが確保されているかを確認する．
下肢	＊両下肢間に補助枕を使用して左右の下肢が重ならないようにする． ＊大転子部・膝外側・外踝部へ圧迫がかからないように留意する．

パークベンチ体位の特徴と体圧分散寝具の選択

　注意事項などは，基本的に標準的な側臥位と同様と考えられる．側臥位になることで，仰臥位時の約半分の幅（面積）で全体重を支えることになり接触面積が狭いことから，部分体圧は仰臥位と比べて高くなる．さらに肩部を手術台から抜くため，接触面積は標準的な側臥位より一層狭くなる．

　特にわき部では肋骨面が当たることから，肋骨が骨突出と同じように作用する可能性が出てくる．そのため，体圧分散寝具は厚みのあるものを用いることが重要である．また，肋骨が接触することで沈み込みが起き，底付きが生じる．底付きはずれ力の発生にも関係することから，ずれ力の軽減や底付き予防のためにゲル素材のものを活用するとよい（**表16**）．

Column

無影灯が熱い

　外科医にとって，手術室は病院の中で最も快適な場所の一つである．ひとたび手術室に入ると，「病棟」という俗世間から離れ，1年中ほぼ同じような環境，空調の整った「神聖な仕事場」が存在する．「年配」とよばれてしまうに違いない筆者のような古き良き（？）時代を過ごしてきた外科医は，手術室を「隠れ家」のようにしていたこともあった．最近の若い医師はそうはいかず，常にポケットベルやPHS携帯電話で呼び出しを受ける．この呼び出しは"携帯時代"を象徴するもので，今では避けては通れないものだが，その「束縛」を何となくかわいそうにも思ってしまう．

　そんな手術室も，最新の建築の粋を集めた病院であれば別だが，これから新しい建物にしようとしている病院では，いくつかの「笑い話」のような話がある．

　昔ながらの手術室は天井が低い．手術台も多くが最新の手術台のように高さが低くできるものではない．そのような環境での，頭高位や座位を取っての整形外科手術などでは，おのずと無影灯と術野が近づきやすい．さらに悪いことに，その無影灯と術野の間に術者の頭が来ることも多い．すると途端に「無影灯が熱い」となる．「最近の無影灯は消費電力が少なく，熱の発生も少ないのですが……」と釈明しても，術者が熱く感じる要素は確かに存在する．「天井を高く」と言われても，ないものねだりはできないし，「構造上の問題」（何か政治に似ている）は如何ともしがたい．挙句の果てに悪者になるのは，「無影灯」と「手術部長」である．有能な「無影灯」もかわいそうというもの．さらに，（今は持ち場が変わったが，）最近まで筆者がその「手術部長」であった．

（中村義徳）

表16　パークベンチ体位時の体圧分散寝具による体圧の違い

商品名 （素材）	体圧図 側胸部／大転子部最大圧	コメント
手術台併設 マットレス （ウレタンフォーム）	45mmHg／37mmHg	身体の生理的彎曲部に沿って側胸部・大転子部の体圧が高くなっている．特に側胸部は肋骨が当たるため，高い体圧が生じている．
MPOマットレス （ウレタンフォーム ＋ゲル）	35mmHg／35mmHg	手術台併設マットレスに比べて厚いことから，減圧されている．特に，頭部でも圧が支えられるため，側胸部の減圧の程度が大きい．大転子部は下半身の体重が集中するため，あまり減圧されていない．しかし，この体圧分散寝具は表面にゲルがのせてあるため，側胸部の肋骨がせり出しても底付きを予防できる．
MPOマットレス （ウレタンフォーム＋ ゲル）＋ソフトナー スイエローピンク （ウレタンフォーム）	27mmHg／31mmHg	体圧分散寝具の厚みがかなり増すため，側胸部・大転子部ともに減圧されている．特に側胸部での減圧率が高い．側胸部の肋骨の接触部分が柔らかいウレタンフォームに包み込まれ，沈み込みがうまくいっている．

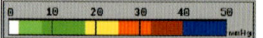

被験者：女性　身長158cm　体重49kg　BMI19.6
測定器：エルゴチェック®（ABW社製）
注）測定器の誤差は±2mmHg．体圧値（mmHg）は参考値としてください．
　　別条件下で測定したほかの既存データとの比較はしないようにしてください．

ここがポイント

肋骨の底付きを防ぐためには，ゲル系の体圧分散寝具の使用が有効である．

3 腹臥位

■ 腹臥位で押さえておくべき基本事項

- 腹臥位では，顔を一側に軽く向けるか，前額部・前胸部に補助枕を置いて顔面や気管チューブが手術台に当たらないようにする．
- 呼吸抑制防止のため，胸部・骨盤部に補助枕を使用し，手術台との間に空間をつくる．
- 頭頸部の手術では，特殊な頭部固定器を使用する．

■ 適応

脳神経外科手術（後頭部手術・脊椎手術・腰椎手術），整形外科脊椎後方手術，仙骨部手術，体幹や下肢の後面の手術，腎生検，骨髄採取．

■ 生体への影響

呼吸器系

- 意識のある人で腹臥位時の肺容量を立位時と比較すると，機能的残気量は約 − 12％であり，仰臥位や側臥位の場合よりも減少率は低い．
- 荷重により胸郭の動きが制限され，腹圧もかかりやすいため，横隔膜の運動制限によるガス換気障害が起こりやすい．

循環器系

- 腹圧が上がると血圧も上昇する．また下大静脈や大腿静脈の圧迫により，静脈還流障害，深部静脈血栓症を起こしやすくなるので，急激な体位変換を避けるなど体動による影響を最小にする．

■ 褥瘡予防の視点からのアセスメント（表17）

表17　アセスメントのポイント

	術前・術中・術後のアセスメントとプラクティス
術前	＊皮膚異常の有無を確認し，記録する ＊一般的な褥瘡発生リスクのアセスメントを行い，記録する ＊術中および術後の褥瘡発生の可能性をアセスメントする ＊痩せないし肥満度をアセスメントし，腹腔内圧の上昇などを予測する
術中	＊術前の褥瘡発生リスクアセスメントに応じた対応を考案，実施，記録する ＊手術に影響しない範囲において下肢の状態を評価する ＊ポジショニングの結果，心窩部の圧迫がないかを観察し，その有無を記録する
術後	＊支持面の皮膚の発赤や水疱形成，びらんなどの有無と程度を，手術終了直後と30分後（または退出直前）に，できれば主治医や麻酔科医とともに，観察・評価し，記録する ＊手術が終了して30分後（または退出直前）の皮膚の状態を，できれば病棟スタッフとともに観察・評価し，申し送り表などに記録する ＊手術中の褥瘡予防ケアの実際とともに術後の病棟での留意点について具体的に記録し，病棟スタッフへ申し送る

具体的なアセスメント事項
・術前に腹臥位面の観察を行う（術後の観察も怠らない） ・皮膚の状態・骨突出（鎖骨の突出・前胸部肋骨）を観察する ・腹臥位にどのような固定器が用いられるかを情報収集し，圧迫部位を予測する ・体位の固定直後にはバイタルサインを測定し，状態の変動を観察する ・挿管チューブが抜去されないように留意する．また，膀胱内留置カテーテルが牽引されたり，屈曲したりしないように観察する

■ ポジショニング時の注意点（表18）

表18　具体的な注意事項

頭部	＊頸部の極端な屈曲や伸展がないように，固定する枕の高さに注意を払う． ＜顔を下に向ける場合＞ ・眼球の圧迫は眼圧上昇を招き，失明に至ることもあるので，圧迫されないようにする． ・眼球の圧迫は迷走神経を刺激し，徐脈になるおそれがあるため，脈拍の測定と観察を行う． ・額部・頬部・鼻・下顎部などに圧迫がかからないようにする． ・挿管チューブが屈曲・圧迫されないようにする． ・頭部と脊椎のラインを観察し，頭部が後中間位にあるかを確認する． ＜顔を横に向ける場合＞ ・頭部が後屈・前屈しないようにする． ・無理な回転や角度を取らないようにしながら顔を横に向ける（無理な回転や角度は頸部の血流障害となる）．

3 腹臥位

上肢	＊上肢を体側に沿わせる場合や挙上する場合，圧迫や過伸展による神経障害に留意する． ＊上肢を下垂させる場合，手術台の縁で圧迫を受け，橈骨神経が損傷されるおそれがあるので注意する． ＜体側に沿わせる上肢＞ ・手のひらが体に向くように体側につける． ・ベッドからの落下防止のため，できるだけ幅の広い固定帯で固定する． ・手術台や上肢固定板の角にあたらないようにする． ＜挙上する上肢＞ ・肩や肘の脱臼に注意する． ・肩関節90度外転，肘関節90度屈曲，前腕90度回内（手背が上）させて，手台に乗せる． ・手台には補助枕を使用し，直接乗せない． ・上肢を挙上固定する場合，尺骨神経圧迫を生じるおそれがあるので注意する．
胸腹部	＊胸部の固定器が鎖骨を越えて頸部側に出ると，頸部の大静脈圧迫を生じるため，胸部の固定位置に留意する． ＊肝静脈洞・季肋縁と胸骨剣状突起に圧迫が生じないように，胸部のどこを支持器に乗せるかを留意する． ＊腹部の大血管や下大動脈に圧迫が起こらないように，胸部・骨盤部に補助枕を挿入する． ＊鼠径部の静脈圧迫が生じないように腸骨部に支持器があたるようにする． ＊上体の固定 ＜四点支持器を使用する場合＞ ・支持面にパッドなどをつけて減圧を図り，接触面積が広がるようにする． ・左右幅や，前胸部と腸骨部との距離などを調整する． ・前胸部と腸骨部が支持器に乗るように，人手をかけて調整する（患者の体をずらさずに浮かして支持器に乗せるようにする）． ・女性の場合には乳房，男性の場合には陰部に圧迫がかからないようにする． ・腹部や大腿静脈を圧迫しないようにする．
下肢	＊下肢の圧迫は外側腓骨神経損傷を生じるため注意する．また，下肢が外転しないようにする． ＊下肢の固定 ＜四点支持器を使用する場合＞ ・膝部の減圧と総腓骨神経の保護に留意する． ・膝関節屈曲は45度以下とする（10〜30度で膝にかかる圧が低いといわれている）． ・大腿と手術台の間に隙間ができないようにする． ・下肢の下に補助枕などを挿入し，できるだけ自然なアライメントになるように工夫する． ・足関節は尖足にならないようにする． ・つま先部が直接手術台に接触しないように補助枕などの使用を工夫する．
その他	＊腹臥位を取る際には，十分な数のスタッフをそろえて行う． ＊仰臥位から腹臥位時への体位変換時に頸椎損傷を起こす危険があるため，麻酔科医や執刀医師の指示のもとに体位変換を行う． ＊腹臥位を支持する支持器に補助枕などを用いて受圧部位の減圧や，接触面積が広がるようにする． ＊腹臥位への体位変換は，できるだけコード類を取りはずして行う． ＊挿管チューブが抜去されないように留意する．また，膀胱内留置カテーテルが牽引されたり，屈曲したりしないように観察する．

●単純腹臥位のチェックポイント

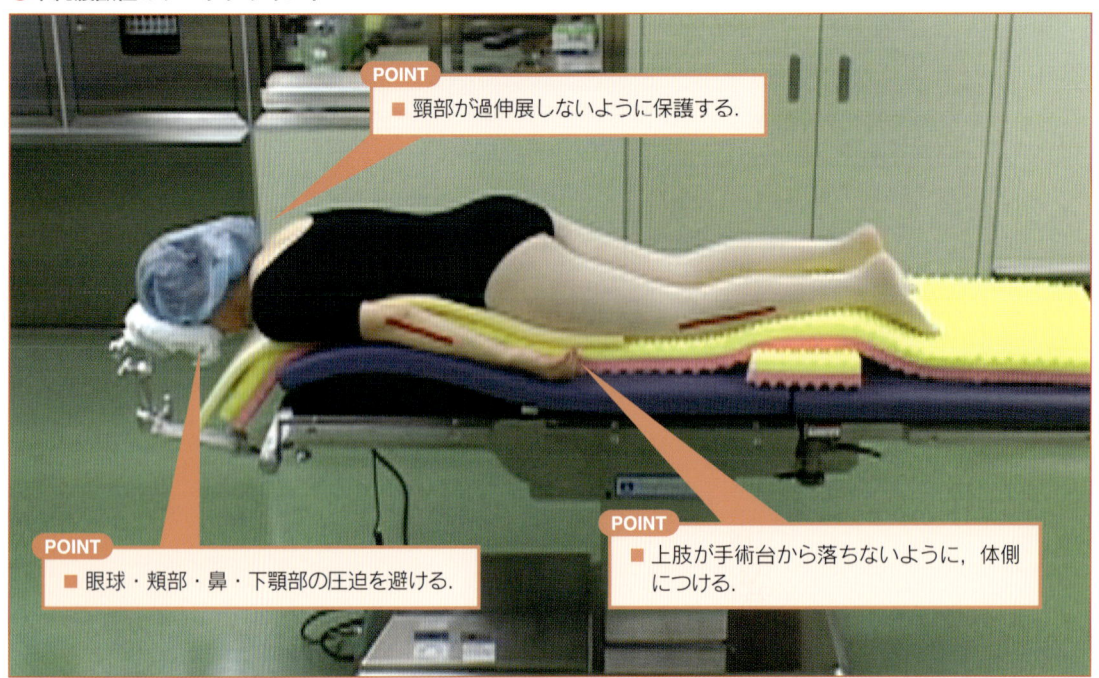

POINT
- 頸部が過伸展しないように保護する.

POINT
- 眼球・頬部・鼻・下顎部の圧迫を避ける.

POINT
- 上肢が手術台から落ちないように，体側につける.

●四点支持器を使用する腹臥位のチェックポイント

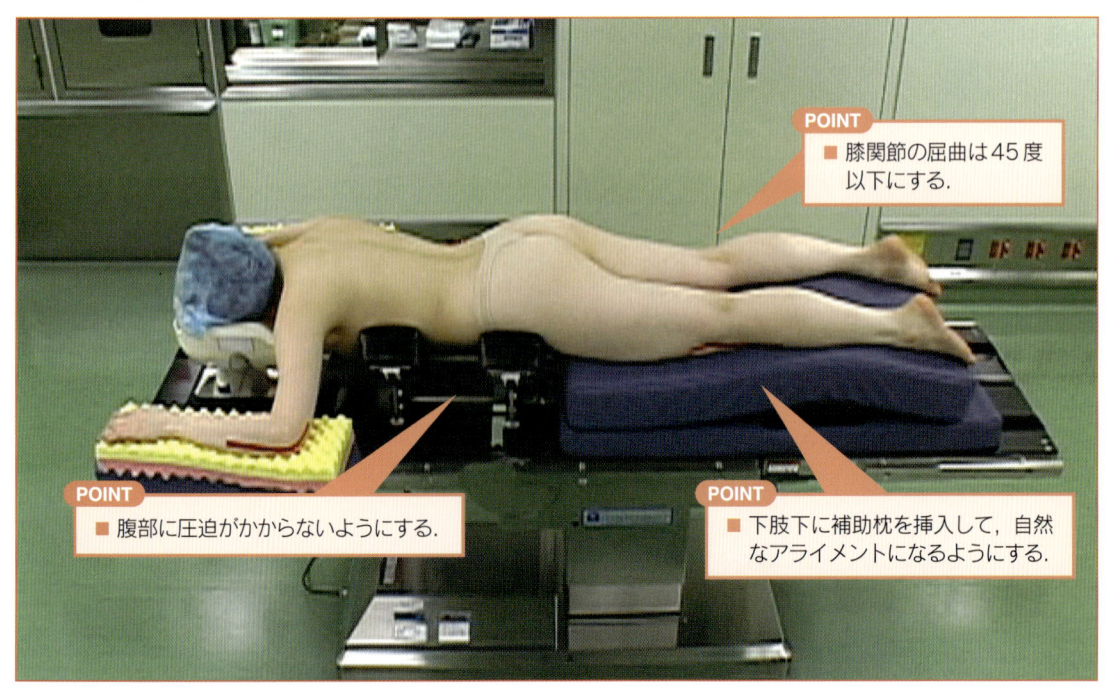

POINT
- 膝関節の屈曲は45度以下にする.

POINT
- 腹部に圧迫がかからないようにする.

POINT
- 下肢下に補助枕を挿入して，自然なアライメントになるようにする.

3 腹臥位

■ ポジショニングの実践：単純腹臥位

体圧分散寝具・補助枕の選択　DVD▶⑦

　身体の前面は背部と比べて柔らかい筋肉層が多い．特に女性の場合，胸などといった天然のクッションが備わっているともいえる．しかし一方で，前胸部の肋骨や腸骨棘，突出する膝部・足趾尖端部など，解剖学的な構造から部分圧迫を受けやすい部位もある．腹臥位のポジショニングでは，それらの部位に起こる部分圧迫を回避するために，ベースに用いられる体圧分散寝具や補助枕などを選択し，うまく使用する必要がある．使用する体圧分散寝具や補助枕は，身体の凹凸に沿う（接触面積を広げ，分散性を高める）こと，柔らかい素材で除圧に有効であること，かつ術野が不安定にならない安定性・支持性があることが求められる．

　単純腹臥位の場合，ある程度のずれ力を抑制できるので，高い除圧効果が期待できないゲル系を使用するよりは，支持性があり，厚みの出るウレタンフォームを中心に選択し，使用方法を検討するのがよいと考える．

■ 胸部から腹部

　特に留意しなくてはならない点として，腹部の大血管や下大静脈の圧迫回避があげられる．そのため，胸部と骨盤部では大きく厚みがあり，柔らかでつぶれない素材のものを選択することが大切である．

■ 膝部

　膝部では，底付きを起こさないことが優先される．したがって，補助枕の厚みよりも底付きを起こさないゲルなどの素材のものを重視して選択するのが重要だと考える．

■ 下腿から足趾

　下腿から足趾にかけては，膝関節から足関節までを少し挙上すると自然なアライメント保持に有効である．胸部同様，大きく厚みがあり，柔らかでつぶれない素材の補助枕が有効と考える．

体圧分散寝具の使用方法　DVD▶⑦

　前述の体圧分散寝具・補助枕の選択時の注意点を踏まえて，ここでは数種類の大きさのソフトナースイエローピンク®を組み合わせて用いる場合と，1枚の大きなソフトナースイエローピンク®をそのまま用いる場合について，それぞれ生じる体圧を**表19**に示す．後者のように，身体に接触する面に接触面積を広げるように体圧分散寝具を用い，その下に腹臥位の肢位に合わせて厚みを増すための補助枕を使用することで，体圧分散と除圧がうまくいくことがわかる．

　ここでも筆者は，できるだけシンプルな方法の検討の必要性を強調したい．ケアが簡潔に，共通的に行えることは，マニュアル化しやすく，スタッフへの浸透性も高くなる．効果とケアの経済性を考えることも重要である．

> **P ここがポイント**
> ● 単純腹臥位では，支持性があり，厚みのあるウレタンフォーム系の体圧分散寝具・補助枕を中心に選択する．
> ● シンプルかつ経済的な体圧分散寝具・補助枕の使用方法を検討することも重要である．

表19 体圧分散寝具の使用方法による体圧の違い

使用方法	場面	体圧図 胸部／膝部最大圧	コメント
数種類の大きさのソフトナースイエローピンク®を組み合わせて使用		32mmHg／14mmHg	厚みをもたせる工夫があるため，体圧分散の状態は良好である．しかし，胸部下に硬く小さい枕を挿入して胸部の挙上を図っているために，胸の一部には，赤色に示された高い圧がみられる．
1枚のソフトナースイエローピンク®を身体の接触面積を増すように広げて使用		24mmHg／14mmHg	柔らかく大きさと厚みのある補助枕を挿入することで，体重のかかる胸の部分の圧を取り除いている．また，接触面積も広く，体圧分散効果は良好である．

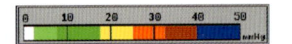

体圧分散寝具：手術台併設マットレス
被験者：女性　身長158cm　体重49kg　BMI19.6
測定器：エルゴチェック®（ABW社製）
注）測定器の誤差は±2mmHg．体圧値（mmHg）は参考値としてください．
　　別条件下で測定したほかの既存データとの比較はしないようにしてください．

3 腹臥位

■ ポジショニングの実践：四点支持器を使用する場合

体圧分散寝具・補助枕の選択　DVD▶⑧

　四点支持器を使用する腹臥位は，支持器に覆いかぶさるような体位となる．4つの支持器が体重を受ける基点になるが，四肢が垂れ下がるような形になるため，接触面では接触圧の増大とずれ力が発生する．支持器の受圧面は小さく，狭いことから，褥瘡予防の視点からは，除圧と分散性を高めるための厚みや形状を考慮すること，ずれ力への対応として，どのような素材を用いるかの検討が重要である．

　除圧の視点からは厚みが重要であり，その点ではウレタンフォームの優先順位が高くなる．しかしゲルにも底付きしないことやずれ力を包みこむことができるといった数多くのメリットがある．ただし同じ「ゲル」でも，製品によっては柔らかさや加工上の工夫から，除圧や分散能力に多少の差がみられる点に留意する必要がある．

　さらに，どのような支持面のものを使用するかも重要なアセスメントポイントとなる．支持面積の拡大，ずれ力への対応などを目的に，支持面のより大きいもの，支持面全体をゲルで覆っているもの，接触面積をより広げるようにウレタンフォームを土台にしてゲルを部分使用しているものなど，いくつかの種類があるため（**表20**），患者の体格，脊髄彎曲などの有無，術式などを考慮し，どの種類のものを使用するのが最も有効かを考慮する．あるいは実際に部分圧を測定し，決定の根拠にすることも大切である．

P ここがポイント

- 底付き防止やずれ力の対応には，ゲル素材が有効である．
- 接触面積を広げ，除圧・分散を図りたいときには，ウレタンフォームを土台としてゲルを部分使用しているものなどを使用するのもよい．

表20 四点支持器やフレームによる体圧の違い

商品名 (素材)	場面	体圧図 胸部／腸骨部最大圧
標準的な四点支持器 (ゲル＋粗毛〔フェルト〕)		99mmHg／82mmHg
脊椎外科用手術フレーム (ウレタンフォーム＋ゲル)		44mmHg／10mmHg
四点支持用 アクションパッド (ゲル)		86mmHg／76mmHg
オエシス レルトンパッド (ゲル)		90mmHg／75mmHg

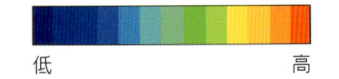

＊四点支持器やパッドの素材の特徴については, p.19表8を参照

低　　　　高

被験者：女性　身長157cm　体重52kg　BMI 21.0
測定器：HUGE-MAT®（ニッタ株式会社）
注）体圧値（mmHg）は参考値としてください．
　　別条件下で測定したほかの既存データとの比較はしないようにしてください．

3 腹臥位

■ 腹臥位の応用：ジャックナイフ体位のポジショニング DVD▶⑨

　ジャックナイフ体位は，痔核や痔瘻などの肛門手術，直腸脱に対する経肛門的手術，あるいは経仙骨的直腸手術などの際に取られる体位である．この体位の基本は腹臥位に準じるが，いくつか留意しなくてはならない点があるので，そのポイントを取り上げる．

　なお，ジャックナイフ体位といっても，その細部においては施設による差異があり，必ずしも同じように考えられない場合がある．北海道大学病院方式のジャックナイフ体位[1]は，脊椎後方手術に用いられる体位として，従来のヘイスティング体位になぞられて記述される．一方，後述するヘイスティングフレームを用いる古典的なヘイスティング体位は，従来は脊椎後方手術時に腹部を圧迫しない体位として実施されていたが，その体位取りの複雑さから，腹臥位の亜型やジャックナイフ体位の亜型で代用されることもあった．そして最近はもっぱら，四点支持器を用いる腹臥位に取って代わられつつある．そういった状況を踏まえたうえで，ここでは，古典的なジャックナイフ体位について述べる．

体位の特徴
　腹臥位の変形．頸部と足部を低くし，両足を開く．

生体への影響
■ 呼吸器系
　＊腹部圧迫による横隔膜運動の制限．
　＊胸腹部圧迫による胸郭運動の制限．

■ 循環器系
　＊下肢が心臓より低い位置にあるので，静脈還流が障害される可能性がある．そうした状況での急激な体位変換は，循環系の虚脱を起こす可能性がある．
　＊腹臥位による腹部の圧迫は，下大静脈還流を妨げ，下肢静脈圧上昇をもたらし，下肢静脈のうっ滞から術後下肢深部静脈血栓症の誘因になりうる．

ポジショニング時の注意点（表21）

表21　具体的な注意事項

上肢	＊上肢の尺骨神経や腋窩神経の圧迫に注意する．
下肢	＊下肢を預ける支持台が低すぎると腹部を圧迫するため，支持台の高さに留意する． ＊下肢を預ける支持台が高すぎる場合も膝部を過度に圧迫するため，留意する．
下腹部	＊下腹部に補助枕を使用し，胸郭圧迫に対する呼吸運動補助の有効性を観察する． ＊男性の場合，陰茎に体重がかからないように腸骨部に補助枕を使用し，当該部を浮かすことができているか否かを確認する．

●ジャックナイフ体位のチェックポイント

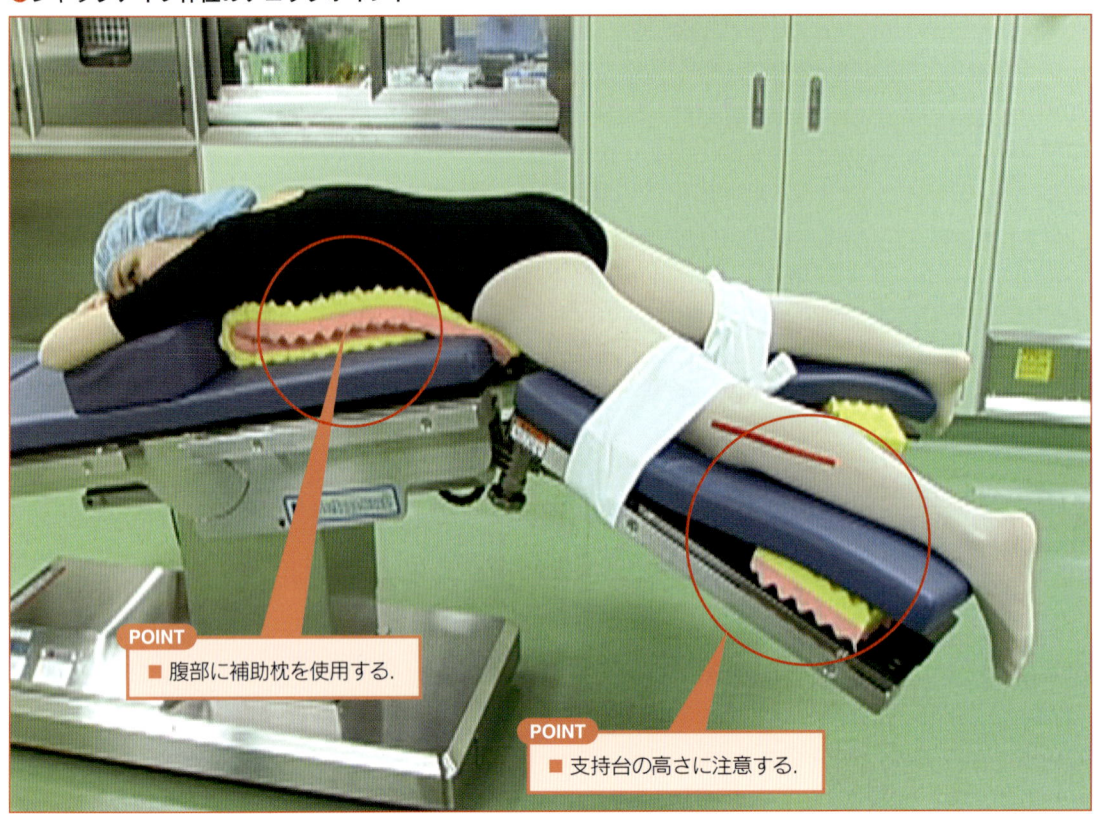

POINT
■ 腹部に補助枕を使用する.

POINT
■ 支持台の高さに注意する.

体圧分散寝具・補助枕の選択（表22）
■ 上半身

　上半身の体重を受けたときに除圧できる厚さと，沈み込む柔らかさを備え，かつ分散性を高められるものを選択することが重要である．

　体位の特性から，上半身では頭側に引っ張り力が作用するため，ずれ力を支持するゲル系のものが用いられると効果が高い．腹部は柔らかいため身体構造上から除圧と分散が期待できるが，前胸部（胸骨）は接触面積を広げる検討が必要になる．特に，痩せが著しい男性の場合，沈み込む柔らかさが重要である．

■ 下肢

　下肢についても同様なことがいえる．下半身では足側に引っ張り力が作用するため，ずれ力を支持するゲル系のものが用いられると効果が高い．突出している膝部には，突出部分が沈み込む柔らかさをもち，かつ底付きしない素材や厚さのものを検討する．

補助枕の使用方法（表23）

　補助枕は，上体全面の凹凸となじむように，柔らかく，厚みのあるものを使用するとよい．ゲル系やウレタンフォーム系のものは，身体との接触性を高める．

Column

「状況証拠」の裏づけを取ることの重要性

　座位でもなく，仰臥位でもない体位として，脳外科手術で取られる頭高位体位がある．この体位では，身体がずり落ちるのを防ぐ目的で足底板が用いられる．足底部は身体のなかでもっとも表皮が厚く，従って皮膚全体が厚く強靱な部位ではあるが，長時間，身体を支えなければならない状況では，さすがに皮膚障害の強い危険にさらされることになる．そういった症例を下図に示す．

　この症例では，術直後に足底部水疱性病変が発見され，当時の褥瘡対策チームに報告があったため，診察をした．一見して，なぜこうした水疱が発生したのかが思いつかなかった．しかも，両側の足底部の同じような部位にできたことについて，うまい説明が浮かばなかった．2か所に電気熱傷が起きるということは，電気熱傷の原理を考えれば，まず否定的だ．全否定はできないまでも，状況証拠からは（保温装置の性能や保温の方法を考えれば），低温熱傷とも考えにくい．では何か？　手術の内容を熟知していなかった筆者は，その原因究明にハタと困ってしまった記憶がある．

　そこで，手術担当看護師に術中体位を詳しく尋ねたところ，合点がいった．足底板による圧迫性潰瘍，すなわち術中発生型の褥瘡であると判断できた．

　周手術期褥瘡について，筆者はかねがね述べてきたが，褥瘡発生の「状況証拠」の裏づけを取ることが必要であることを強調しておきたい．そして，術前－術中－(ICU)－病棟という流れのなかで，各々をリレーする看護師と医師は，正確な状況判断のもとに一人の患者の受け渡しを安全かつ安楽に実行するためにも，フィードバックも含めた正確な情報の伝達を行うことがきわめて大切であるといえる．

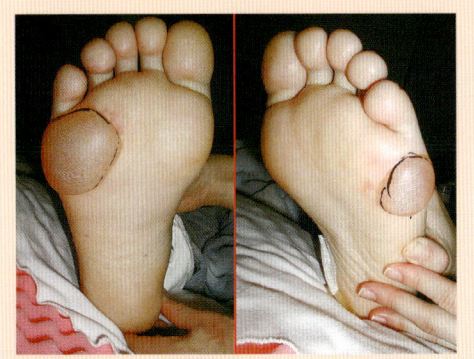

（中村義徳）

術直後からの水疱性病変　　　　　　　　　　8日後

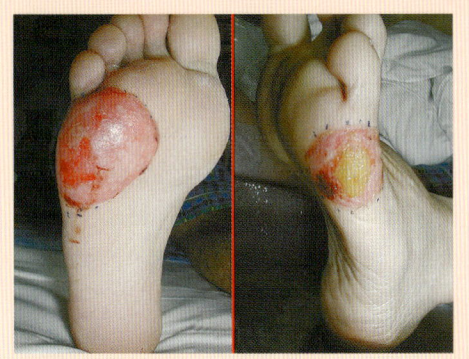

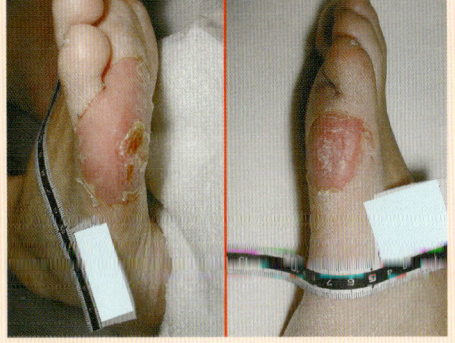

16日後　　　　　　　　　　23日後

図　脳外科手術後の両足底部褥瘡

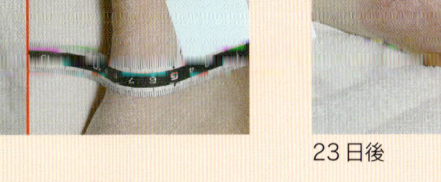

表22 体圧分散寝具・補助枕による体圧の違い

商品名 （素材）	使用方法	手術台併設マットレス	MPOマットレス®
		胸部／腸骨部最大圧	
補助枕不使用		24mmHg／18mmHg	14mmHg／10mmHg
ソフトナース イエローピンク （ウレタンフォーム）＋アクションパッド（ゲル）	体圧分散寝具と胸腹部の間に敷く	15mmHg／23mmHg	17mmHg／28mmHg

被験者：女性　身長158cm　体重49kg　BMI 19.6　測定器：エルゴチェック®（ABW社）
注）測定器の誤差は±2mmHg．体圧値（mmHg）は参考値としてください．
別条件下で測定したほかの既存データとの比較はしないようにしてください．

表23 補助枕（アクションパッド®）の使用位置による体圧の違い

体圧分散寝具	補助枕を体圧分散寝具の上に敷く	補助枕を体圧分散寝具の下に敷く
	胸部／腸骨部最大圧	
手術台併設マットレス	21mmHg／41mmHg	20mmHg／32mmHg
MPOマットレス®	16mmHg／34mmHg	23mmHg／34mmHg

被験者：女性　身長158cm　体重49kg　BMI 19.6　測定器：エルゴチェック®（ABW社）
注）測定器の誤差は±2mmHg．体圧値（mmHg）は参考値としてください．
別条件下で測定したほかの既存データとの比較はしないようにしてください．

3 腹臥位

コメント

前胸部には柔らかい胸があるため，接触面積が広がる．しかし，頭部方向へのずれ力が発生することから，その影響で胸部の体圧が高くなっている．
MPO マットレス®の場合，接触面積を広げる効果が高く，また表面にのっているゲルがずれ力を支持するため，除圧・分散効果が良好になる．

厚みがあり，沈み込みのよい柔らかなウレタンフォーム上にゲルパッドが置かれているため，除圧・分散，ずれ力に対しても効果が高い．
しかし，MPO マットレス®上では，同様なことを二重に行っているともいえるため，補助枕を使用しない場合と比べて効果に大差はみられない．

コメント

理論的には，手術台併設マットレスの場合，ゲル系の補助枕を体圧分散寝具の上に置くほうがずれ力への支持性が高く，優れた除圧・分散効果をもたらすといえるが，実測上ではゲル系の補助枕を体圧分散寝具の下に敷き，厚みと柔らかさによる沈み込みを得るほうが，若干ではあるが，除圧・分散の効果があった．

MPO マットレス®では，その上にゲル系の補助枕を敷いたことで，胸部で良好な除圧効果がみられた．これはゲル系の補助枕によりずれ力が支持されたことが考えられる．前面にゲルシートを上と下のどちらに置くかでは，体圧に大差はないといえる．しかし，接触面積の広がりが異なるため，痩せなどで骨突出が顕著な場合などでは，差が生じやすいかもしれない．

■ 腹臥位の応用：ヘイスティング体位のポジショニング　DVD▶⑩

腹臥位を基本とした変法である．股関節・膝関節・足関節がそれぞれ90度に維持されるように体位固定し，脊椎の彎曲などが起こらないようにする．また，頸部の伸展・屈曲を避け，中間位を取れるようにする．

生体への影響
■ 呼吸器系
　＊荷重により胸郭の動きが制限され，ガス換気障害が起こりやすい．
■ 循環器系
　＊大腿静脈の圧迫による静脈還流障害から深部静脈血栓症を起こす危険性がある．
■ その他の注意点
　＊顔面・前胸部・膝などに皮膚障害をきたしやすい．足関節部が90度に保持されるので足趾先端（つま先）が手術台に接触しやすく，圧迫性潰瘍をきたす可能性がある．

ポジショニング時の注意点（表24）

表24　具体的な注意事項

頭部	＊頭部の固定 ＜顔を下に向ける場合＞ ・眼球の圧迫は眼圧上昇を招き，失明に至ることもあるので，圧迫されないようにする． ・眼球の圧迫は迷走神経を刺激し，徐脈になるおそれがあるため，脈拍の測定と観察を行う． ・額部・頰部・鼻・下顎部などに圧迫が加わらないようにする． ・気管内チューブが屈曲しないようにする． ・挿管チューブが屈曲・圧迫されないようにする． ・頭部と脊椎のラインを観察し，頭部が中間位にあるかを確認する．
上体	＊胸部の固定器が鎖骨を越えて頸部側にあると，頭部の大静脈圧迫を生じるため，胸部の固定位置に留意する． ＊肝静脈洞・季肋縁と胸骨剣状突起に圧迫が生じないように支持台にのせる胸部の位置に留意する． ＊前胸部の支持面を広くし，腹部圧迫を防ぐという原則を守る． ＊上体の固定 ＜使用する補助枕＞ ・支持性を維持しつつ表面は柔らかいものを用いる．減圧と接触面積の広がりを得られるようにする． ・前胸部全体に接触する大きさがあるかを評価する． ・腹部・腋窩部・大腿静脈へ圧迫がかからないようにする． ・股関節90度が保て，臀部が椅子にしっかりのるようにする． ・円背姿勢にならないよう挿入位置に留意する．
上肢	＊肩関節の脱臼に注意し，かつ腋窩神経圧迫にも配慮しながら上肢を中間位に保つ． ＊上肢の肢位の乱れにより尺骨神経圧迫を生じることに留意する． ＊肘部の部分圧の上昇に留意する．

3 腹臥位

● ヘイスティング体位のチェックポイント

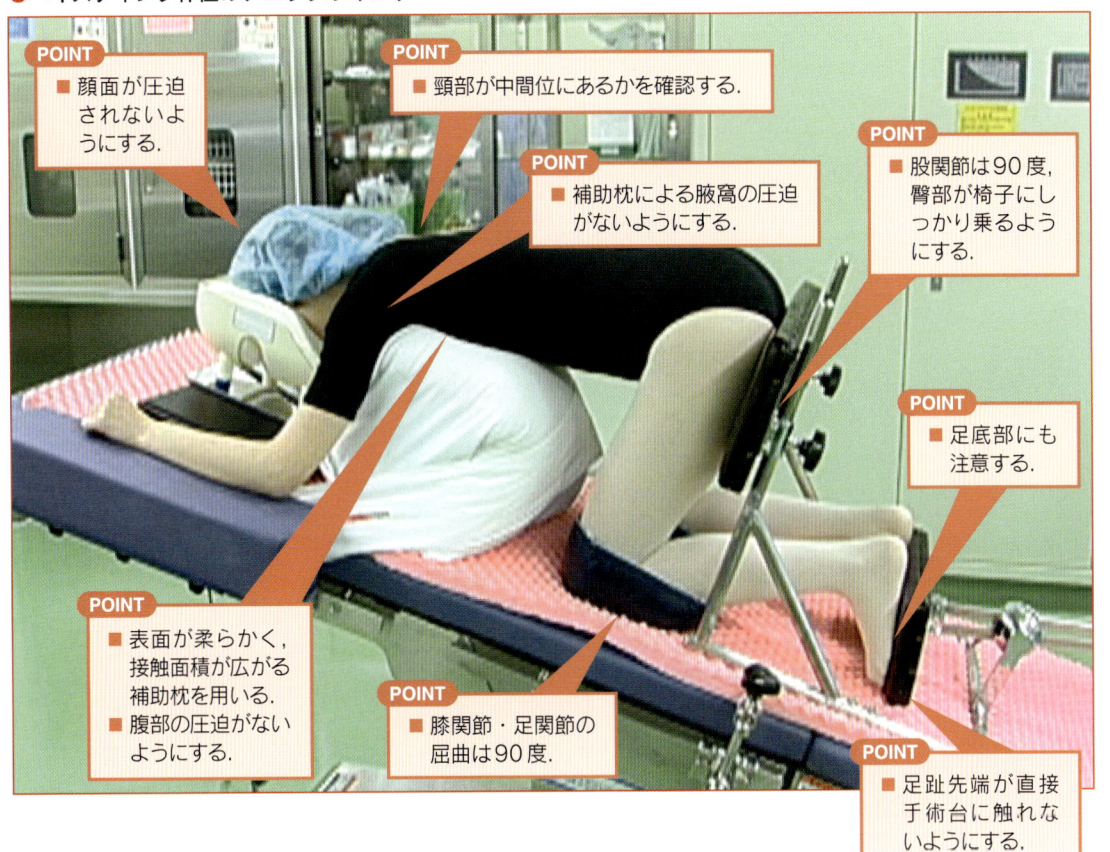

POINT
- 顔面が圧迫されないようにする．

POINT
- 頸部が中間位にあるかを確認する．

POINT
- 補助枕による腋窩の圧迫がないようにする．

POINT
- 股関節は90度，臀部が椅子にしっかり乗るようにする．

POINT
- 足底部にも注意する．

POINT
- 表面が柔らかく，接触面積が広がる補助枕を用いる．
- 腹部の圧迫がないようにする．

POINT
- 膝関節・足関節の屈曲は90度．

POINT
- 足趾先端が直接手術台に触れないようにする．

下肢	＊足趾先端の部分圧が上昇しないように留意する． ＊**下肢の固定** ・膝部の減圧と総腓骨神経の保護に留意する（フレームにあたらないようにする）． ・膝関節屈曲，足関節屈曲がそれぞれ，ほぼ90度となるようにする． ・膝部下に補助枕などを挿入し，減圧を図る． ・足趾先端部が直接手術台に接触しないように工夫する． ・足底部の除圧を図る．
その他	＊体位を取る際には，十分な数のスタッフをそろえて行う． ＊仰臥位から腹臥位時への体位変換時に頸椎損傷を起こす危険があるため，麻酔科医や執刀医師の指示のもとに体位変換を行う． ＊補助枕などを用いて褥瘡部位の減圧を図り，接触面積が広がるようにする． ＊腹臥位への体位変換は，できるだけコード類を取りはずして行う． ＊挿管チューブが抜去されないように留意する．また，膀胱内留置カテーテルが牽引されたり，屈曲したりしないように観察する．

体圧分散寝具・補助枕の選択（表25）

　ヘイスティング体位で問題になる部位は，顔面部・前胸部・膝部・足趾先端部である．その部分に対する除圧・分散性能を高めるために，体圧分散寝具や補助枕をどう用いるかを検討することが重要である．

　特に膝部は接触面積が狭いうえに，臀部からの強い垂直力が働くため，除圧が大切である．厚みのあるものを膝部下に使用し，除圧を図ることが有効である．

　臀部や足底部には支持器が直接接することから，体圧が上昇する可能性があるが，臨床的に問題になることは少ない．もっとも，ポジショニングに際しては注意が必要である．そのため，沈み込む部分が柔らかいウレタンフォーム系の補助枕か，ずれ力が働くことも考慮し，ずれ力緩衝作用のあるゲル系シートを使用するとよいだろう．直接接した状態で支持器を使用することはぜひとも避けたいところである．

　また，体位の固定が悪いことは術中のポジショニングが横にずれることにつながるため，あらかじめ絆創膏などで適切な固定を施しておく必要がある．その場合に絆創膏などによる皮膚障害にも注意する．

表25-1　補助枕の使用の有無による体圧の違い

補助枕（素材）	体圧図		コメント
	臀部最大圧	足底部最大圧	
不使用	24mmHg	28mmHg	ソフトナースピンク®を使用することで，臀部は減圧している．また，わずかであるが接触面積も広がり，分散の改善が期待できる．足底部もソフトナースピンク®を使用することで減圧が図れており，分散も若干，よくなっている．
ソフトナースピンク®（ウレタンフォーム）	20mmHg	24mmHg	

低　　　高

体圧分散寝具：ソフトナースピンク®
被験者：女性　身長158cm　体重49kg　BMI19.6
測定器：HUGE-MAT®（ニッタ株式会社）
注）体圧値（mmHg）は参考値としてください．
　　別条件下で測定したほかの既存データとの比較はしないようにしてください．

3 腹臥位

表25-2 補助枕の使用の有無による膝部の体圧とずれ力の違い

補助枕	場面 膝部最大圧／ずれ力	コメント
不使用	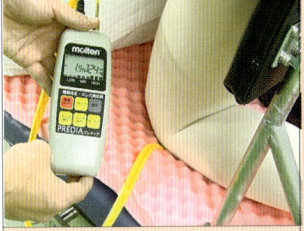 124mmHg／1.9N	オエシスレルトンパッド®を使用しているほうでより減圧している．ずれ力は使用しているほうが大きいが，これは被験者がストッキングを履いているため，ストッキングと測定器機との間に生じるずれ力が反映されていると思われる．
オエシスレルトン パッド®（ゲル）	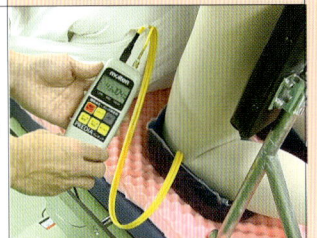 104mmHg／4.3N	

■ 文献
1) 北海道大学病院手術部ナースセンター編著：みる・着る・わかる手術患者の体位アセスメント．メディカ出版；2005．p.110．

Column

ヘイスティング体位から何を学ぶか

　本書についてお断りしておかないといけないのは，あまり一般的でない「ヘイスティング体位」にかなりの紙面を費やしたことである．本文でも述べたが，この体位はかなり特異な体位のようで，あまり文献が見当たらない．しかし，つい最近まで天理よろづ相談所病院の整形外科では「愛用」されていた脊椎後方手術の体位であると担当看護師から聞いた．最近では，四点支持器を用いた手術が主流となっており，今さら掲載することもないかと思ったが，あえて取り上げることにした．その理由は，複雑な手術体位でも，いくつかの原則を忘れなければ対応できることを学んでほしいと思ったからである．いくつかあげてみると，「手術の目的を果たす」ための体位，「全身的な安全」を提供するための体位，神経障害や皮膚障害といった「局所的なリスクに対する安全」を提供できる体位および工夫，などである．一つひとつのポイントを理解し，考えながらポジショニングを行うことは，手術部看護師たるものの責務であるばかりではなく，持ち味を発揮できる格好の機会というものであろう．その意味で，いろいろなポイントを押さえなくてはならないヘイスティング体位はこれまた格好の材料といえるのではないか．

　現場では，体位に関して様々なオーダーが出されるものである．過去の事例にのっとり，施設の特徴を把握しつつ，看護師が大変な苦労を重ねて「洗練させてきた」のが各々の施設における手術体位となっている．そのポイントが申し送られ，伝統的な体位として生き残っていくことを考えると，実際の体位取りにかかわらない医師の気ままなオーダーには，あまりお付き合いする必要はないであろう．必要だからこその体位であって，「慣習」で体位取りをするのではないということである．

（中村義徳）

4 砕石位

■ 砕石位で押さえておくべき基本事項

仰臥位で両大腿を開いて挙上し，股関節・膝関節を曲げ，砕石位用支脚器に乗せて固定する．

■ 適応

婦人科，泌尿器科，肛門直腸外科の分野などに用いられる体位．

■ 生体への影響

呼吸器系

- 下肢を挙上・屈曲させるに伴い，腹腔内臓器が押し上げられ，腹圧が上昇する．横隔膜運動が抑制され，換気量が減少する．
- 頭低位が加わると，機能的残気量が減少し，肺血流量の増加がみられる．

循環器系

- 体位保持の際，両下肢を上げることにより肺血流量が200〜400ml増加し，血圧変動に影響するおそれがある．
- 手術終了後，下肢を下ろす際に麻酔の深度や血管拡張の程度によっては500〜800mlの血流が下肢に流れこみ，低血圧を引き起こす可能性がある．
- 支脚器の構造による影響もあるが，長時間の砕石位手術により動脈血流あるいは静脈還流が妨げられ，コンパートメント症候群 注1) を引き起こす可能性がある．

下肢の挙上による影響

- 下肢固定時に，腓骨小頭圧迫による腓骨神経麻痺，下腿の圧迫による伏在神経麻痺，左右非対称固定や股関節の過度の屈曲・伸展・外転・外旋による坐骨神経，大腿神経障害などを起こす可能性がある．
- 下肢挙上時に，下肢の挙上とともに背部から臀部が下肢側へ引っ張られ，臀部にずれ力が発生する．
- 下肢の保温が難しいため，低体温の原因となる可能性がある．
- 下肢挙上により腹部が圧迫され，嘔吐の原因にもなる．

注1) コンパートメント症候群（compartment syndrome）：解剖学的に仕切られた限定的なスペース（compartment，区画）において，骨折，圧迫，挫創，熱傷などが原因となって，たとえば何らかの出血や軽度の組織浮腫などにより急激な組織圧の上昇が発生した場合，局所的な虚血および組織灌流障害から筋肉や神経が障害を受け，時には広範な壊死に陥る状態を指す．下腿前外側の筋群はよく発達した4つの筋膜鞘で包まれた区画を構成しており，compartment syndromeの好発部位である．手術後下腿に発生する熱感，腫脹，自発痛と圧痛を生じ，筋膜切開などを行わなくてはならない場合もある．両側の膝よりも下の部分への圧迫などには十分に留意しなくてはならない[1-2)]．下腿以外の上肢や腹部でも発生する病態である[3-5)]．

4 砕石位

■ 褥瘡予防の視点からのアセスメント（表26）

表26 アセスメントのポイント

術前・術中・術後のアセスメントとプラクティス	
術前	＊特に背面から臀部にかけての皮膚異常の有無を確認し，記録する ＊一般的な褥瘡発生リスクのアセスメントを行い，記録する ＊術中および術後の褥瘡発生の可能性をアセスメントする ＊腰痛の有無や身体アライメントについて観察・評価し，術中体位上の問題を整理する
術中	＊術前の褥瘡発生リスクアセスメントに応じた対応を考案，実施，記録する ＊術者（医師・看護師）の大腿・膝・下腿への寄りかかりに注意を払う ＊支脚器によって挙上した下肢が中間位になっていることを定期的に観察する ＊足背動脈の触診を頻回に行い，その拍動を確認し，下肢血流のアセスメントを行い，記録する
術後	＊背部・下肢の皮膚の発赤や水疱形成，びらんなどの有無と程度を，手術終了直後と30分後（または退出直前）に，できれば主治医や麻酔科医とともに観察・評価し，記録する ＊下肢の浮腫や腫脹の有無をアセスメントし，記録する ＊足背動脈の触診を行い，アセスメントし，記録する ＊手術が終了して30分後（または退出直前）の状態を，できれば病棟スタッフとともに観察・評価し，申し送り表などに記録する ＊手術中の褥瘡予防ケアの実際とともに術後の病棟での留意点について具体的に記録し，病棟スタッフへ申し送る

具体的なアセスメント事項

- 術前に背部面の観察を行う（術後の観察も怠らない）
- 術前に下肢の関節可動域や運動可能範囲を観察・評価する（特に股関節は，支持された角度と患者本人が取れる角度の差を確認する）
- 腰痛の有無を確認する（術後の観察も怠らない）
- 皮膚の状態・骨突出（肩甲骨・尾骨・骨盤面）を観察する
- 下肢の神経障害の有無を観察・評価する
- 下肢の左右非対称を防ぐために，手術台上の中央に患者が臥床していることを確認する
- 下肢が左右対称な角度・高さ・位置になっているかを確認する
- 砕石位にどのような固定具が用いられるかを情報収集し，受圧部位を予測する
- 砕石位時に生じやすい神経障害とその部位を観察・評価する
- 砕石位時の下肢の支持角度などを観察する
- 支脚器が左右に確実に取り付けられているかを確認する
- 両下肢の挙上により腹部内臓が頭側に押し上げられ，横隔膜の挙上が起こり，呼吸抑制が起こるおそれがあるため，呼吸状態を観察する
- 上肢末端が手術台から垂れ下がっていないかを観察する
- 砕石位に置かれた患者の臀部に筋肉注射をしないことを確認する

● 砕石位のチェックポイント

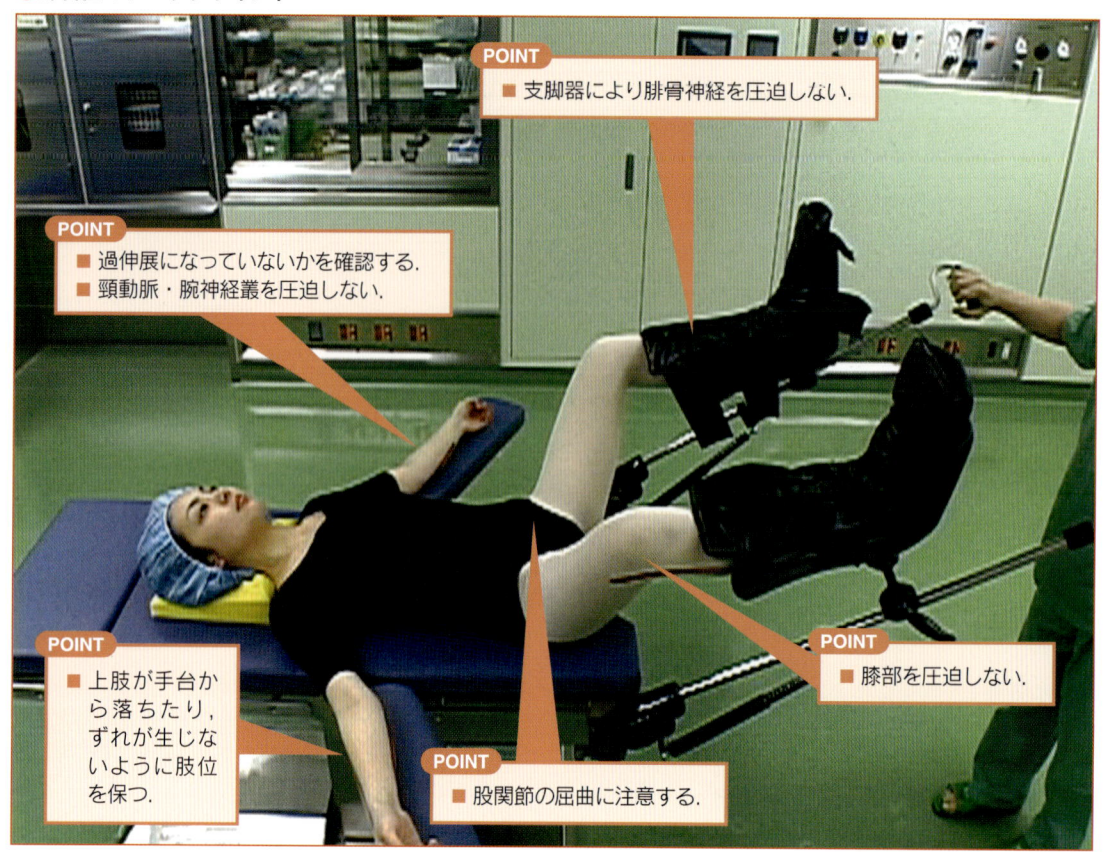

POINT
- 支脚器により腓骨神経を圧迫しない.

POINT
- 過伸展になっていないかを確認する.
- 頸動脈・腕神経叢を圧迫しない.

POINT
- 上肢が手台から落ちたり，ずれが生じないように肢位を保つ.

POINT
- 股関節の屈曲に注意する.

POINT
- 膝部を圧迫しない.

■ ポジショニング時の注意点（表27）

表27 具体的な注意事項

上肢	*上肢を体側に付ける場合は，手術台末端部操作による指の切断，支脚器による圧迫，身体の一部が狭い範囲で導電体に接触する部分では電気メス分流による熱傷が生じる可能性があるので留意する[6]． *上肢の固定 ・肩ないしは上肢を支える場合は，支持器が直接皮膚に接触していないか，減圧のための補助枕が使用されているかを確認する． ・肩を支える場合は，肩峰部での固定ではなく，肩全体で支えられているかを確認する． ・頸動脈・腕神経叢の圧迫に注意する． ・上肢を手台に乗せるときに過伸展になっていないかを確認する． ・骨盤高位の場合，手台から上肢の脱落やずれが起こり肢位不良となっていないかを確認する．
下肢	*股関節の屈曲は，腰部の正常な前彎を消失させ，椎間板ヘルニアの急性増悪につながる可能性があるので，股関節の角度に留意する． *股関節の直角位・外旋は，坐骨神経損傷を生じる可能性があるので，支持角度を意識する． *特に，膝窩部位付近を支持部分の狭い支脚器に乗せる場合，膝窩部が圧迫されて後脛骨神経が損傷される可能性があるので留意する． *支脚器により腓骨神経が損傷される可能性があるので留意する．

	*大腿の極端な屈曲・内転・外旋によって，大腿神経血管束が鼠径靱帯でねじ曲がり，障害される可能性があるので，大腿の肢位に留意する． *両下肢を同時にゆっくり支脚器に乗せる（心疾患がある場合は，静脈還流の増大のおそれがあるため，片足ずつ慎重に行う）． *下肢挙上時には，仙骨部に圧とずれ力が集中し，上昇する．置き直しにより，減圧とずれ力の軽減を図る． *下肢挙上による横隔膜挙上から，呼吸抑制と嘔気が起こらないように留意する． *膝よりも下の部分の圧迫などに留意し，コンパートメント症候群の予防に努める． *術者による下肢の神経圧迫などが起こらないように，立ち位置や支えにするものに注意を払う． *下肢の固定 　・股関節屈曲角度，股関節外転角度，膝関節屈曲角度が生理的な可動範囲内であり，また左右対称かを確認する． 　・坐骨神経の過伸展や圧迫の有無を確認する． 　・下肢を支脚器に乗せたときに，後脛骨神経障害や膝窩に対する圧迫がないように，除圧用の補助枕が使用されているかを確認する． 　・ふくらはぎの静脈に圧迫などによる血流障害が起こっていないことを確認する（皮膚色，冷感，足背動脈などの触診を行い，評価する）． 　・支脚器から下肢が転落しないように固定されているかを確認する． 　・下肢の降下は急速に行わず，ゆっくり丁寧に行う． 　・手術終了後に下肢を下げるとき，血液が下肢に流れ込むことにより起こる低血圧を観察する．
その他	*体幹・上肢・下肢の除圧と分散効果を高めるための体圧分散寝具や補助枕の工夫を図る． *手術台上での支持固定のための固定具に補助枕などを用い，受圧の減圧を図り，接触面積が広がるようにする． *砕石位の肢位は個々の患者の状態に応じて無理のないものとする． *手術台の腰板の端に恥骨下縁が来るように身体を移動させる． *患者を手術台上で下肢方向へ動かすときには，頸椎損傷の危険があるため，頭部を枕で支えながら移動させる． *麻酔による筋弛緩は，通常では起こり得ない関節運動を可能にする．その結果，頸椎損傷を起こしたり，股関節・膝関節・脊柱へ危険が及びやすいため，意識のある段階で患者の身体の運動性や関節可動範囲などをアセスメントし，限界肢位を確定する．

表28 砕石位と置き直し

場面		体圧図
下肢挙上前		
砕石位		
置き直し		POINT ■ 臀部のずれ力と，はりつきを置き直す．
置き直し後		

■ ポジショニングの実践：砕石位

置き直しの重要性 DVD▶⓫

　両下肢の挙上時に，臀部が基点になることから圧の集中と上昇，さらにずれ力が発生する．そこで，下肢挙上操作から発生したずれ力を低下させる目的で「置き直し」を行う．通常の褥瘡予防のためのポジショニングで行う「背抜き」と同じ効果があり，術後褥瘡の予防介入として重要になる．置き直しにより臀部の圧が低下することは，**表28**からも明らかである．また，圧の低下はずれ力の低下にも影響を及ぼす．

　置き直しの方法は，両下肢をゆっくり左右同時に挙上した後，臀部を浮かしたり，左右に揺さぶったりすることを，ゆっくりと丁寧に行う．下肢を挙上したときの股関節に対しては，坐骨神経の走行とそれへの影響（衝撃）を考慮して，丁寧な介入を行うことが必要である．

4 砕石位

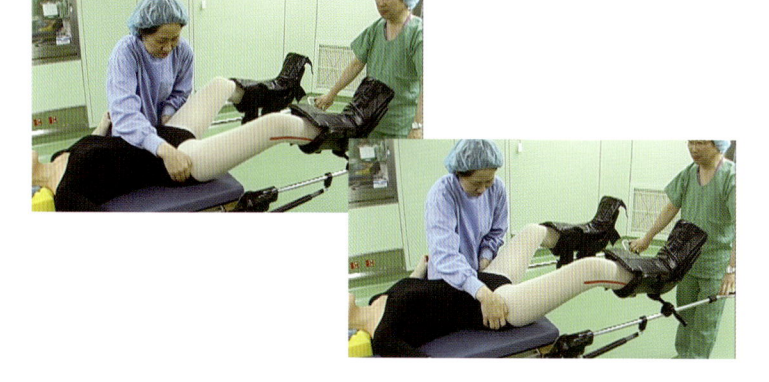

場面	体圧図
下肢下降後 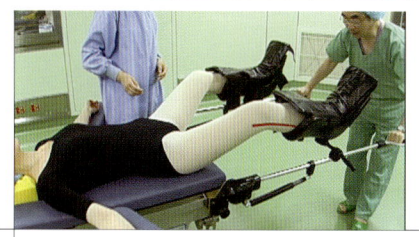 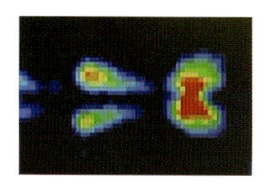	
置き直し	
置き直し後 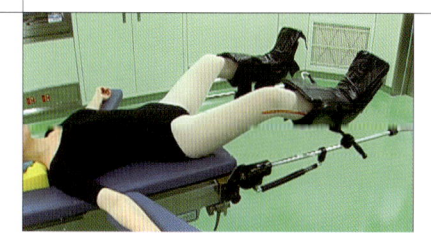 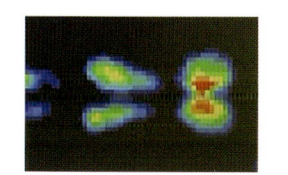	

体圧分散寝具・補助枕の選択

■ 体圧分散寝具

除圧と分散効果を期待し，体圧分散寝具は厚みのあるウレタンフォーム系か，底付き予防効果の高いゲル系のものの使用が有効だろう．

ずれ力は置き直しにより，ある程度の調整・介入ができると考えられる．体圧は，下肢を挙上することから臀部周囲がせり出し，接触面積が狭くなることから限局的に高くなる可能性がある．また，力のベクトルを考えると，下肢の挙上により臀部の方向へ力がかかるため，臀部に対する除圧効果を高める必要がある．

■ 補助枕

補助枕は，上肢や下肢をのせる台への使用や体幹を支えるための使用を考慮する．上肢は，皮膚へ直接支持台が接触しないことと，安楽性を追求する．下肢は，やや傾斜するので，ずれ力の軽減と除圧を図るものを選ぶ．これらの効果を狙うには，ウレタンフォーム系のパッド類の使用が勧められる．

> **P ここがポイント**
>
> 砕石位では臀部の除圧と分散が重要である．そのため，厚みのあるウレタンフォーム系か，底付き予防効果の高いゲル系の体圧分散寝具を用いるとよい．

表29 体圧分散寝具による体圧の違い

商品名 (素材)	下肢挙上後	
	置き直し前	置き直し後
	肩甲骨部／臀部最大圧	
手術台併設マットレス (ウレタンフォーム)	24mmHg／113mmHg	32mmHg／48mmHg
ソフトナース イエローピンク (ウレタンフォーム)	10mmHg／68mmHg	10mmHg／49mmHg
アクションパッド (ゲル)	22mmHg／92mmHg	24mmHg／68mmHg
MPOマットレス (ウレタンフォーム＋ゲル)	16mmHg／56mmHg	15mmHg／48mmHg

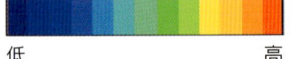

低　　　　高

被験者：女性　身長158cm　体重49kg　BMI19.6
測定器：HUGE-MAT®（ニッタ株式会社）
注：　体圧値（mmHg）は参考値としてください．
　　　別条件下で測定したほかの既存データとの比較はしないようにしてください．

体圧分散寝具による体圧の違い DVD▶⓫

　体圧分散寝具による体圧の違いと，置き直し前後の状態をまとめた（**表29**）．体圧分散寝具の素材特性に応じた結果が現れているといえる．

4 砕石位

下肢下降後		コメント
置き直し前	置き直し後	
肩甲骨部／臀部最大圧		
32mmHg／36mmHg	28mmHg／41mmHg	下肢挙上により臀部圧が高くなるが，置き直しによりずれ力が回避されるため，除圧されている．また下肢挙上により，下肢から体幹にかけて斜めの力のベクトルが働くため，肩甲骨部の圧が高くなる傾向を示す．下肢下降後は，下肢挙上により浮いていた臀部に正規の体重がかかるようになり，臀部圧は増加，その反面，肩甲骨部の圧は除かれる．
9mmHg／21mmHg	11mmHg／29mmHg	厚みのある体圧分散寝具であるため，臀部圧などは低めである．下肢挙上後の置き直し前後の圧変動のパターンは，手術台併設マットレスと類似している．
25mmHg／52mmHg	22mmHg／71mmHg	ずれ力を吸収・支持する機能をもつゲル素材であるが，厚みが十分でなく，体重を支えきれないために圧の減弱効果があまり出ていない．ただし，底付きはしないと予測できる．
14mmHg／22mmHg	18mmHg／28mmHg	厚みのあるウレタンフォーム上にずれ力を吸収・支持する機能をもつゲル素材が使用されているため，置き直し前の圧などが低めにコントロールされる．

■ 文献

1) Beraldo S, Dodds SR : Lower limb acute compartment syndrome after colorectal surgery in prolonged lithotomy position. Dis Colon Rectum 2006 ; 49 : 1772-1780.
2) Pearse MF, Harry L, Nanchahal J : Acute compartment syndrome of the leg. BMJ 2002 ; 325 : 557-558.
3) Ortiz JA, Berger RA : Compartment syndrome of the hand and wrist. Hand Clin 1998 ; 14(3) : 405-418.
4) Sugrue M : Abdominal compartment syndrome. Curr Opin Crit Care 2005 ; 11(4) : 333-338.
5) Botte MJ, Gelberman RH : Acute compartment syndrome of the forearm. Hand Clin 1998 ; 14 (3) : 391-403.
6) 小野哲章：分流熱傷．電気メスの高周波分流点での温度上昇について．Clinical Engineering 2006 ; 15 (6) : 580-582.

5 座位

■ 座位で押さえておくべき基本事項

- 座位は，仰臥位から上体を起こす手順で体位が取られる．そのため，患者の身体の屈曲点と手術台のリクライニングポイントが合っていなければならない．それには，手術台上の身体の臥床位置が重要になる．
- 座位を取った際に身体がずれないように膝下に補助枕を挿入する．
- 姿勢の安定保持を目指すために足底板を用いて足裏を支えることも必要である．
- 左右に傾かないように手を体側につける，または左右対称に広げるなど，上体のバランスがとれるように上肢の固定も重要となる．

■ 適応

後頭部の脳外科手術，頸椎に対する手術，乳房再建術，整形外科肩関節手術など．

■ 生体への影響

呼吸器系
- 腹腔内臓器による横隔膜の挙上は生じないため，肺容量の減少は少ない．

循環器系
- 上体を起こすことから体位性低血圧が起こる．間欠的陽圧呼吸の場合，静脈還流ひいては心拍出量を減少させるため，さらに低血圧が増強される．
- 骨を横切る静脈（板間静脈，導出静脈）や，外膜が頸椎の骨膜や靱帯と結合している静脈が陰圧になり，静脈に穴が開いて静脈中に空気が入ることから，空気栓塞が起こる危険性がある．
- 心臓が高い位置になり，静脈還流が妨げられることから，下肢に浮腫をきたしやすい．

神経系
- 体位がくずれたり，手術が長引くことにより，末梢神経損傷が起こりやすい．
- 腕の支持がうまくいかず頸部が牽引されることにより，腕神経叢障害を起こす危険性がある．
- 尺骨神経溝が手術台の縁に触れると，尺骨神経損傷を起こす危険性がある．
- 膝窩部に挿入した補助枕による圧迫が，総腓骨神経不全麻痺による尖足を引き起こす可能性がある．
- 膝窩部へ補助枕を挿入せずに膝を完全に伸ばした状態で大腿を曲げると，坐骨神経が伸展され，障害が起こる．
- 頸椎の屈曲と回転の組み合わせ，長時間の局所圧迫により，脊髄損傷を起こす場合もある．

5 座位

そのほかの影響

- 座位では空調の影響を受けやすく，体温の変動が激しい小児の場合，低体温を起こすことがある．
- 座位が長時間に及ぶと，腰仙部の圧迫や摩擦が継続し，適正なサポートを行わないと表皮剥離から褥瘡に至る皮膚障害を起こす可能性が高くなる．

■ 褥瘡予防の視点からのアセスメント（表30）

表30　アセスメントのポイント

術前・術中・術後のアセスメントとプラクティス	
術前	＊皮膚異常の有無を確認し，記録する ＊一般的な褥瘡発生リスクのアセスメントを行い，記録する ＊術中および術後の褥瘡発生の可能性をアセスメントする ＊腰折れ状態，股関節・膝関節・足関節の可動域についてアセスメントする ＊身体アライメントについて観察・評価し，術中体位上の問題を整理する
術中	＊術前の褥瘡発生リスクアセスメントに応じた対応を考案，実施，記録する ＊両上肢・下肢の肢位を観察・評価する ＊血圧測定・体温測定を行い，評価する
術後	＊後頭部・額部・腰背部・臀部・下肢・踵部の皮膚の発赤や水疱形成，びらんなどの有無と程度を，手術終了直後と30分後（または退出直前）に，できれば主治医や麻酔科医とともに観察・評価し，記録する ＊下肢の浮腫や腫脹の有無をアセスメントする ＊手術が終了して30分後（または退出直前）の身体皮膚の状態を，できれば病棟スタッフとともに観察・評価し，申し送り表などに記録する ＊手術中の褥瘡予防ケアの実際とともに術後の病棟での留意点について具体的に記録し，病棟スタッフへ申し送る

具体的なアセスメント事項
・術前に後頭部・額部・腰背部・臀部・下肢・足底部・踵部の観察を行う（術後の観察も怠らない） ・皮膚の状態・骨突出（肩甲骨・脊椎部・尾骨・骨盤面・足底部・踵部）を観察する ・術前に下肢に関する関節可動域や運動可能範囲を観察・評価する（特に腰部・股関節・膝部・足関節） ・下肢に関する神経障害の有無を観察・評価する ・座位を取る際にどのような支持器を用いるかの情報収集をし，受圧部位を予測する ・座位時の上下肢に用いる支持器とその角度などを確認する ・手術台上での頭部や上下肢の支持固定を行う支持器に補助枕などを用いて，減圧や接触面積の広がりを得られるようにする ・座位時に生じやすい神経障害とその部位を確認する ・座位によるずれを最小にするため，手術台のリクライニングポイントと患者の身体の屈曲点（臥床位置）が合っていることを確認する ・頭側の手術台を上げる．このときに，血圧低下がないかを観察する ・上肢が左右対称な角度・高さ・位置になっているかを確認する ・下肢が中間位を取っているか，腓骨神経への圧迫が生じていないかを観察する ・下腿固定による神経圧迫がないことを確認する ・下肢支持器から下肢が転落しないように固定されているかを確認する

●座位のチェックポイント

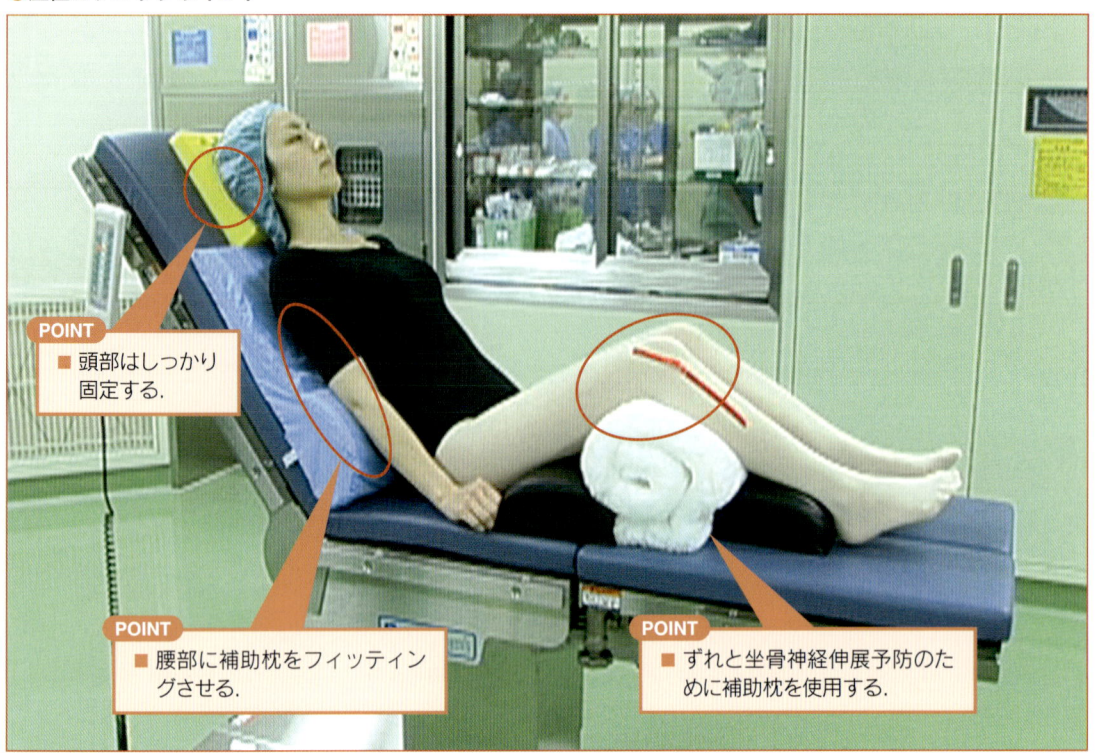

POINT
- 頭部はしっかり固定する.

POINT
- 腰部に補助枕をフィッティングさせる.

POINT
- ずれと坐骨神経伸展予防のために補助枕を使用する.

ここがポイント

頸椎損傷を防ぐためにも，背抜きは頭部を固定しながら行うこと．

5 座位

■ ポジショニング時の注意点（表31）

表31　具体的な注意事項

頭頸部	*頭部の固定方法がよくないと，脊髄損傷を起こす可能性があることに留意する． *患者を手術台上で下肢方向へ動かすときには，頸椎損傷の危険があるため，頭部を枕で支えながら移動させる． *頭部の固定 　・頭部がずれないように，前額部の固定を行い，肢位の安定を保つ． 　・補助枕を使用し，頭部固定による部分体圧の上昇を防ぐ．
上肢	*上肢の支持方法がよくないと，腕神経叢障害や尺骨神経損傷を起こす可能性があることに留意する． *上肢の固定 　・支持器が直接皮膚に接触していないこと，減圧のための補助枕が使用されていることを確認する． 　・上肢が手術台から落下しないように，上腕と前腕の2箇所をしっかりと固定する． 　・幅が広く，滑りがよい素材のものを用いて固定しているかを確認する． 　・上肢を手台に乗せるときに，過伸展になっていないことを確認する．
下肢	*下肢の支持や肢位の取り方を誤ると，総腓骨神経不全麻痺や坐骨神経の障害を起こすことに留意する． *座位による身体のずれ予防のために，膝部下に補助枕を挿入する． *坐骨神経過伸展予防のためにも膝部下に補助枕を使用する． *足底板をあて，足関節屈曲中間位を保つ． *下肢の固定 　・股関節屈曲角度，膝関節屈曲角度，足関節屈曲角度が生理的な可動範囲内であり，左右対称かを確認する． 　・膝伸展による坐骨神経の過伸展，膝部外転による腓骨神経の圧迫の有無を観察する． 　・下腿固定による神経圧迫がないことを確認する．
背抜き	*背抜きを行い，背部から臀部，両下肢後面に生じたずれ力を解消する． *背抜きは頸部が過伸展・過屈曲しないように，頭部が中間位になるように補助しながら行う． *背抜き後には頭部・上肢・下肢の最終固定を行う．
その他	*空気栓塞を起こす可能性があることを意識する． *体位性低血圧を起こさないために，心臓の位置と下肢の高さに留意する． *上体挙上による血圧低下に留意する． *頭側の手術台を上げる．このときに，血圧低下がないかを確認する． *低体温や褥瘡発生の危険性が高いので留意する． *手術台上での頭部や上下肢の支持固定を行う支持器に補助枕などを用い，減圧や接触面積の広がりが得られるように工夫する． *後頭部・肩甲骨部・背部・臀部・肘部・踵部の除圧と分散効果を高めるために，体圧分散寝具や補助枕の工夫をする． *頭部と両上肢を固定する． *麻酔により筋弛緩が働くことから，身体の移動や体位固定時に頸椎損傷や股関節・膝への危険が及びやすい．そのため，意識のある段階で患者の身体の運動性や関節可動範囲などをアセスメントし，限界肢位を確定する．

■ ポジショニングの実践：座位

仰臥位から座位への体位変換時の体圧の変化（表32）DVD▶⑫

身体に生じるずれ力を考慮しつつ，上体を挙上する．その際，背部から下肢にかけてずれ力が生じるので，背抜き（置き直し）を行う．このときに麻酔の影響もあり，頭には体位を支持する力がないので，力任せに背抜きを行うと頸への衝撃が強く，頸椎損傷を起こす可能性がある．頭部を固定しながら背抜きを行うことが重要である．

体圧分散寝具・補助枕の選択

■ 体圧分散寝具

座位では臀部に高い圧を生じる可能性があることから，体圧分散寝具は体全体が沈み込むものがよい．低反発ウレタンフォームで，臀部の底付きが起こらない厚さのものを使用するのがよいだろう．

■ 補助枕

補助枕は膝下部や下腿部に使用されるが，形状が保てる素材のものがよい．さらに，腓骨神経への圧迫を回避するために，手術台に使用する体圧分散寝具の下に挿入するなど，使用方法も工夫する．

Column

手術室の看護師文化

筆者が手術患者のポジショニングについて考えるようになってから，手術室勤務の臨床看護師に会う機会が多くなった．筆者は，手術室看護師はとても勉強熱心な人たちという印象をもっている．実際，講演会やセミナーなどにも積極的に参加し，謙虚な姿勢で講師の話に耳を傾けている人も多い．また以前，筆者の研究で手術室での実験に協力いただいたときにも，そこに勤務する手術室看護師は，1日中ほとんど立った状態のまま不平一つ言わず，始終無駄なく機敏に動いており，その体力と専門職意識の高さを本当にすごいと感じた．

一方で，手術室看護師と接していて感じる別の側面もある．それは，ある種の「頑固さ」ともいえるものであり，これは専門職としての自覚と誇りからくるもののように思う．

このことは今の手術室での医療事情とも関連があるかもしれない．昨今，手術室医療においては，事前に評価したリスク要因が顕在化した場合，インシデントとされ，厳しい評価がされるようになっている．患者さんへの実害の発生を阻止するのが当たり前とする現場の空気があり，手術室スタッフは慎重に対応をせざるを得ない状況にある．この慎重さが保守的な態度に向かい，手術室看護師の「頑固さ」，たとえば他者の意見やほかのやり方を受け入れ難い状況をつくっているのではないかと思うことがある．「私たちが工夫してやってきた方法，多くの時間といくつもの症例を積んで確立した方法が一番．危険なことはできない」という手術室看護師から聞かれた言葉の背景には，このような事情もあるのではないかと思う．

たしかにインシデントを発生させない，患者さんに実害を生じさせないために慎重な判断や行動をとることは理解できる．しかし一方で，これまでに蓄積してきた経験や臨床文化をさらに深化させることを考えたときに，手術室看護はどうしていくのかと思った．たとえば，どのような基準や根拠を示せば，これまでのやり方の変更や改善へと誘うことができるのだろうか．今回，本書に掲載するデータや体位の工夫についてまとめていてそのような思いをめぐらせながら，この本は手術室看護師にどのように評価されるのか，楽しみにも思った．

（田中マキ子）

5 座位

表32 仰臥位から座位時の体圧の変化

	体圧図	コメント
仰臥位		人間の生理的彎曲から，臀部に高い体圧が示される．
背上げ		背上げをすることで，背部から臀部にかけて引っ張り力が働き，背部の圧が臀部と同じくらいに高くなる．また，接触面積も狭くなり，分散状態も悪くなる．
背抜き		背抜きを行う際は，頭部をしっかり固定して行う．
背抜き後		背抜き後，背部の張り付きはなくなった．圧が減じることにより接触面積も広がっている．

低　　　　　　高

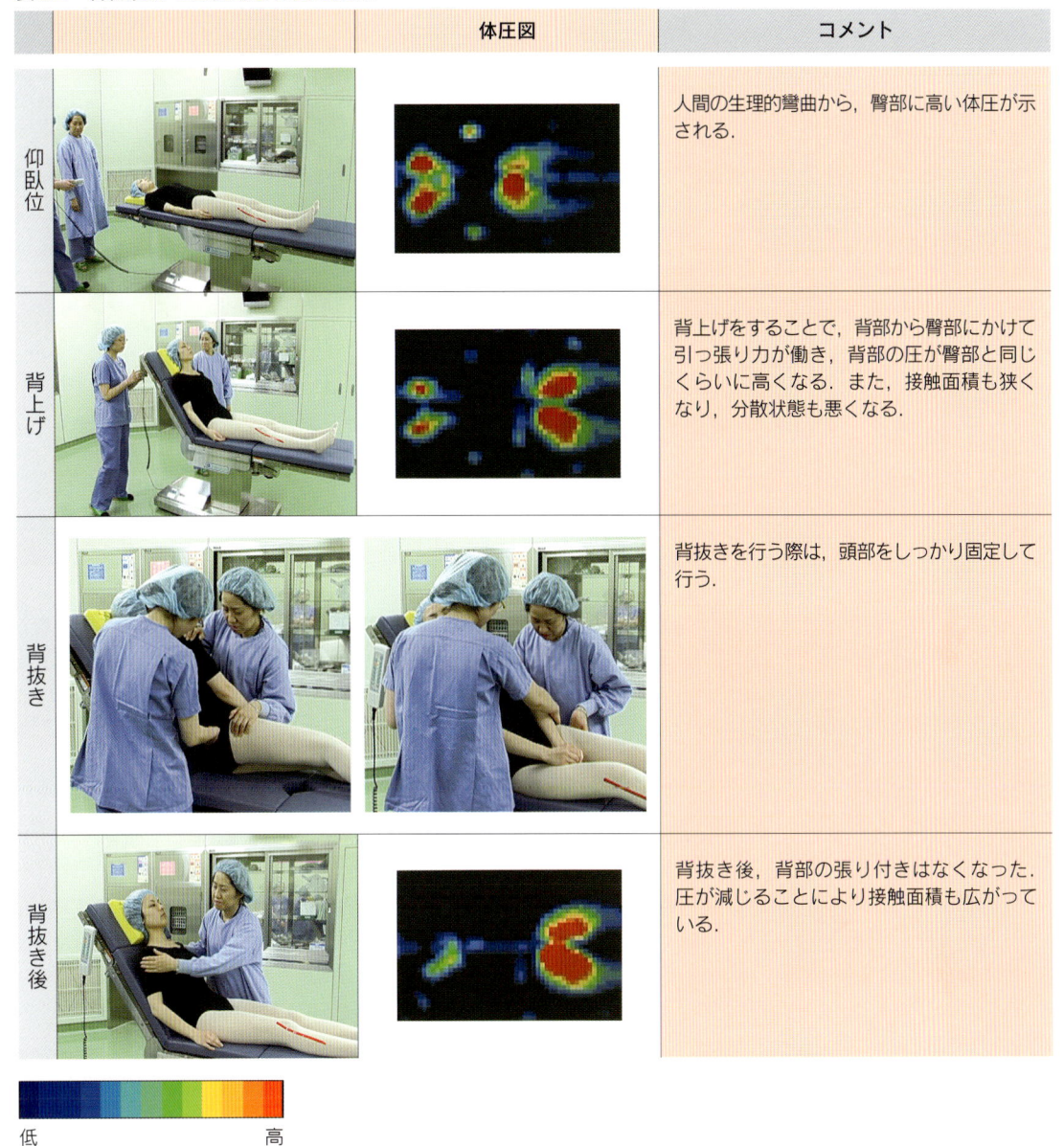

被験者：女性　身長158cm　体重49kg　BMI19.6
測定器：HUGE-MAT® (ニッタ株式会社)
注）体圧値（mmHg）は参考値としてください．
　　別条件下で測定したほかの既存データとの比較はしないようにしてください．

体圧分散寝具による体圧の違い DVD▶⑫

体圧分散寝具による体圧の違いと背抜き前後の状態を**表33**にまとめた．体圧分散寝具の素材特性に応じた結果が現れているといえる．

表33 体圧分散寝具による体圧の違い

商品名（素材）	背抜き前	背抜き後	コメント
	肩甲骨部／臀部最大圧		
手術台併設マットレス（ウレタンフォーム）	28mmHg／40mmHg	18mmHg／51mmHg	背抜き前は，背部から臀部へのずれ力により，肩甲骨部と臀部で圧を受けている．背抜き後は，肩甲骨部の体圧は低下し，臀部（臀筋）で体圧を支えている．
MPOマットレス（厚型）＊（ウレタンフォーム＋ゲル）	19mmHg／36mmHg	10mmHg／72mmHg	背抜き後は，手術台併設マットレスと同様な様相を示す．手術台併設マットレスに比べ，肩甲骨部の圧も低下しているが，臀部圧の上昇率はMPOマットレス®のほうがはるかに高くなっている．これは，MPOマットレス®上のゲルが身体との接触性を高め，その結果，接触面積を広げることに関係している．また臀部圧の上昇は，背抜きによる左右の揺さぶりがねじれ力となり，それがゲルにより身体を密着させるとともに，過剰吸収された状態が起こったことによると考えられる．

低　　高

被験者：女性　身長158cm　体重49kg　BMI19.6
測定器：HUGE-MAT®（ニッタ株式会社）
注）体圧値（mmHg）は参考値としてください．
　　別条件下で測定したほかの既存データとの比較はしないようにしてください．

＊特注仕様．厚さ10cm

P ここがポイント

- 座位での背抜き後は，臀部圧が上昇傾向にある．そのため，臀部の「置き直し」をし，臀部圧の減圧を図ることが重要である．
- 特にゲル系の体圧分散寝具を用いる場合は，「背抜き」と「置き直し」をセットで行うようにする．

第3章

臨床例での
ポジショニング検討

　本章では，実際の手術症例をとおして手術患者におけるポジショニングの重要事項を検討する．手術経過に沿って，個々の症例の体圧データをビジュアルな変化として確認しながら，どのような介入が効果的かを検討することをねらいとする．
　取り上げる症例は，経験することが多く手術時間も短い仰臥位の手術例と，手術時間が長く課題も多いとされる腹臥位例である．
　症例での検討をとおして，様々な手術に適応するためのポジショニングの共通性や普遍性についても考察していく．

1 腹腔鏡下胆嚢摘出術を受ける患者のポジショニング検討

■ 患者

患者データ：57歳，女性．身長155cm，体重59kg．
手術：腹腔鏡下胆嚢摘出術（ラパコレ．Laparoscopic cholecystectomy）．
体位：仰臥位→ローテーション→頭部および右側高位（頭右高位）．
使用した体圧分散寝具：ソフトナースイエローピンク®（ウレタンフォーム）．
補助枕：不使用．
手術時間：約1時間．
測定方法：手術台の上にソフトナースイエローピンク®，その上に測定シート（HUGE-MAT®）を敷き，綿シーツをかぶせて患者を臥床させ，経時的・連続的な接触圧測定および記録を行った．
倫理的配慮：臨床例を扱う際の天理よろづ相談所病院の倫理規定に則り，かつ倫理委員会の許可を得た後，患者および家族に下記について，文書による十分なインフォームドコンセントを行ったうえで，同意と承諾を得た．

1) 体圧を継続的に測定することで手術操作に影響を及ぼし，患者に不利益を及ぼすことはない．
2) 体圧測定用具が身体に影響を及ぼすことのないように十分配慮して術中除圧を行う（術前測定によって，体圧測定用具が接触圧を上げないことは確認ずみ）．
3) 測定結果および必要最小限の術野画像を学会発表や書籍などで，個人情報に十分配慮したうえで公開することがある．

> **おさらいしよう**
> 腹腔鏡下胆嚢摘出術（ラパコレ）時のポジショニングについては，p.36〜40を参照のこと．

■ 手術前アセスメント

ラパコレ時の体位は，仰臥位の変法として，傾斜がかけられる．そのため，仰臥位で生じる体圧にずれ力がかかるため，褥瘡発生の原因になりやすいことも考慮すべきである．術前には，患者の背部面の骨突出の有無などを観察・評価することが重要である．

本患者の場合，BMIは24.6と標準域にあり，痩せによる骨突出などはなかった．背骨のゆがみや曲がりなどといった特に留意するべき所見もなかった．腰痛などの訴えもなく，手術時間も1時間の予定であり，手術体位による影響は少ないだろうとアセスメントした．

Column

内視鏡外科手術の発展と手術体位

腹腔鏡下胆嚢摘出術は，わが国では1991年の春頃から臨床に導入され，いまや胆嚢結石症に対しては，従来の開腹下胆嚢摘出術に取って代わる標準術式になっている[1]．手術時間の短縮，手術侵襲の低下，早期社会復帰，美容的な小さい創部など，メリットは大きい．近年では，腹腔鏡下手術はその対象を広げ，胆嚢結石から胆管結石[2]，そして胃の手術，さらには大腸，直腸など，対象臓器および対象疾患は加速度的に増加している．消化器外科のみならず，胸部外科，泌尿器科，婦人科などでの内視鏡外科手術も増えており，それぞれの診療科においては，まだ発展途上の術式も数多くある．それらとともに，従来にはなかった体位での手術が増加することが予測される．そのため，それらに対応する手術体位の工夫が今後，必要になるものと考えられる．

（中村義徳）

文献
1) 中村義徳：胆石症・胆嚢炎．JIM 1996 6(5)：424-426．
2) 中村義徳，浅生義人，木原直貴ほか：腹腔鏡下胆管切開切石術（一期的閉鎖法）．手術成績と術式の要点について．消化器外科 1997；20(11)：1675-1684．

■ 手術経過とポジショニング DVD▶⓭

手術の時間経過に沿って，ポジショニングに関してコメントを述べていく（表1）．

表1　手術経過に伴う体圧の変化

	手術の経過や処置	場面	体圧図 左肩甲骨部／臀部最大圧
❶	仰臥位		10mmHg／28mmHg
❷	麻酔導入		15mmHg／26mmHg
❸	麻酔導入1分後		24mmHg／30mmHg
❹	麻酔導入5分後		24mmHg／30mmHg
❺	挿管		20mmHg／29mmHg

コメント
臀部を中心に体圧がかかっている．また，右手が固定されているため，右側の体圧が左に比べてやや高くなっている．右側の体圧が高いことを確認したので，何度か体位を取り直したが，同じ傾向を示した．そのため，これは患者の体格による影響と判断した．
麻酔導入により，マスクなどを顔に当てることから，肩甲骨部の体圧が10mmHgから15mmHgへとやや上昇している．
麻酔の影響から筋弛緩が起こっている．全身の筋緊張の低下からと思われるが，体圧は全体的に上昇している．
麻酔後，身体がしっかりなじみ，体圧は落ち着いてきている．
挿管操作のために頭部を動かすことなどが置き直し効果を及ぼし，肩甲骨部は24mmHgから20mmHgへと減圧がみられる．

❻	挿管 5分後		25mmHg／26mmHg
❼	置き直し後	❼	20mmHg／18mmHg
❽	置き直し 5分後		26mmHg／32mmHg
❾	置き直し 15分後		28mmHg／33mmHg
❿	（執刀開始）		
⓫	仰臥位から 頭右高位へ	⓫	＜ローテーション開始時＞ 28mmHg／38mmHg ＜ローテーション終了時＞ 24mmHg／41mmHg

臨床例でのポジショニング検討

挿管時の器機の取り付けなどの影響で上半身（左肩甲骨部）の体圧が20mmHgから25mmHgへと上昇している．

置き直しにより，麻酔器機の挿入などにより生じた体圧とずれが軽減されている．右側背部と肩甲骨部の体圧は少し残るが，臀部は26mmHgから18mmHgへと減圧している．

置き直し後，徐々に身体が手術台になじみ，肩甲骨部・右側背部・臀部の体圧が上昇している（挿管時の左肩甲骨部圧20mmHg，臀部圧29mmHgに近い値を示し，体圧に戻りを示す）．

時間経過とともに，徐々に高い体圧（赤色）の面積が広がり，その部分がつながっていくのがみえる．

ローテーションにより傾斜がかかることで，ずれ力が発生する．ずれ力は垂直応力優位から剪断応力優位に変化するが，背部から肩甲骨部の体圧は，むしろ軽度減圧される．これは，肩甲骨部には筋肉があまりついていないが，臀部は筋肉が豊富で，傾斜がかかったことで臀筋にずれ力を蓄えるために，圧上昇と相関するものと考えられる．

⑫	頭右高位 5分後		25mmHg／40mmHg
⑬	頭右高位 10分後		28mmHg／41mmHg
⑭	筋弛緩薬追加投与		28mmHg／40mmHg
⑮	筋弛緩薬追加投与 10分後		25mmHg／40mmHg
⑯	頭右高位から 仰臥位へ		＜ローテーション開始時＞ 26mmHg／40mmHg ＜ローテーション終了時＞ 29mmHg／40mmHg

1 腹腔鏡下胆嚢摘出術を受ける患者のポジショニング検討

ローテーションにより傾斜がかかり，左肩甲骨部・右側背部・臀部に体圧の上昇がみられる．

同一体位の持続により，左肩甲骨部・臀部の体圧がやや上昇．

左側の肩甲骨部・背部・臀部の体圧が徐々に上昇．

筋弛緩薬の追加投与により，筋肉の緩みが接触面積の広がりを示し，わずかだが減圧（左肩甲骨部は28mmHgから25mmHgへ，臀部は変化なし）に影響している．

傾斜の変化がずれ力に影響し，左肩甲骨部の体圧の上昇（26mmHgから29mmHgへ）を起こしている．臀部の体圧は変化なし．

⑰	仰臥位6分後		30mmHg／40mmHg
⑱	置き直し後		26mmHg／25mmHg

●手術終了・覚醒

⑲	手台から右手を はずす．挿管抜去		24mmHg／33mmHg

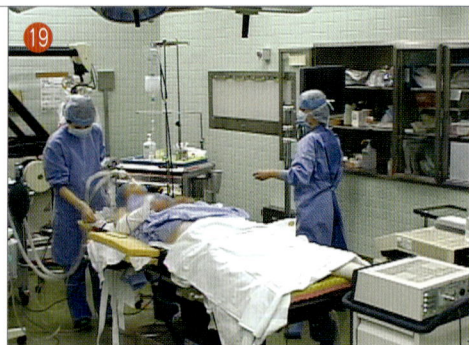

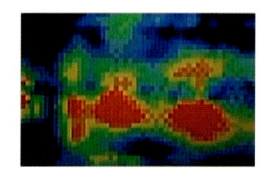

■ まとめ

- 体圧の測定データから，腹腔鏡下胆嚢摘出術（ラパコレ）時の体位では，置き直しを頻回に行うのが有効であることがわかる．仰臥位での除圧と分散効果を高くする体圧分散寝具をベースに使用すれば，置き直しを行うたびに減圧でき，高い圧が持続的に同一部位へかかることを回避できる．ただし，実際の臨床では，それほど頻繁に置き直しを行うことは困難であるので，分散効果の高い体圧分散寝具を利用するのが効果的と考える．手術時間との兼ね合いも考慮すべきであろう．
- 傾斜をかけることにより，垂直にかかる圧を減圧させる効果があることがわかる．本症例では，ウレタンフォーム素材で厚みのあるソフトナースイエローピンク®を体圧分散寝具に使用しているが，ずれ力を吸収する効果が期待できるゲル系の体圧分散寝具を併用すると，さらに減圧効果が期待できると考えられる．

ローテーション後から，身体がなじんでいくため，ずれ力よりも圧迫が優位となって，患者の体型に沿った体圧分布を示している．

置き直しにより，左肩甲骨部30mmHgから26mmHgへ，臀部40mmHgから25mmHgへと体圧の減少がみられる．

挿管や右手の固定がはずされ，体位への制限がなくなり，左肩甲骨部と背部の体圧の減少がみられる．一方で，体重が重くかかる臀部に体圧が集中している．

低　　　　　　　　　　　高

測定器：HUGE-MAT®（ニッタ株式会社）
注）体圧値（mmHg）は参考値としてください．
別条件下で測定したほかの既存データとの比較はしないようにしてください．

※撮影・掲載にあたり，患者様の許可を得ています．

2 腰椎椎弓切除術を受ける患者の腹臥位のポジショニング検討

■ 患者

患者データ：83歳，女性．身長141cm，体重45.8kg．
手術：腰椎椎弓切除術．
体位：腹臥位（四点支持器〔イソメディカルシステムズ〕使用）．
使用体圧分散寝具：ソフトナースイエローピンク®（2枚重ねで下腿部と手台に使用）．また，四点支持器の支持面にケアシートPUP®（原沢製薬）注1）を褥瘡予防カバーとして使用した．
手術時間：約6時間．
測定方法：四点支持器の上にケアシートPUP®を粘着面を下にして敷き，その上に測定シート（HUGE-MAT®）を敷き，綿シーツをかぶせて患者を臥床させた．
倫理的配慮：臨床例を扱う際の天理よろづ相談所病院の倫理規定に則り，かつ倫理委員会の許可を得た後，整形外科医の協力を得た．さらに患者および家族に下記について，文書による十分なインフォームドコンセントを行ったうえで，同意と承諾を得た．

1）体圧を継続的に測定することで手術操作に影響を及ぼし，患者に不利益を及ぼすことはない．
2）体圧測定用具が身体に影響を及ぼすことのないように十分配慮して術中除圧を行う（術前測定によって，体圧測定用具が接触圧をあげないことは確認ずみ）．
3）測定結果および必要最小限の術野画像を学会発表や書籍などで，個人情報に十分配慮したうえで，公開することがある．

> **おさらいしよう**
>
> 四点支持器を用いた腹臥位のポジショニングについては，p.61〜62を参照のこと．

注1）床ずれ予防のポリエチレンジェルシートの皮膚保護材．適用部位にそのまま，あるいは必要な大きさに合わせて切り抜いて使用する．接着面を中性洗剤などで洗って乾かせば繰り返し使用できる．片面が粘着性となっているが，ポリエチレンジェルの性質を利用し接着剤などは使用していないので，接着剤によるかぶれの心配はない（原沢製薬のウェブページ http://www.harasawa.co.jp/ より）．

■ 手術前アセスメント

四点支持器を使用する腹臥位は，接触面積が狭いうえに上半身の体重がかかることから，除圧効果と分散性能をいかに高くするかが重要となる．このときに，患者の体格が痩せか肥満かによっても身体への影響は異なってくる．

本患者の場合，BMIは23.1と標準域にある．高齢ではあるが，極端な背骨のゆがみや曲がりなどもなかった．前胸部も痩せにより鎖骨部・肋骨部が飛び出すことはなく，通常の四点支持器を使用する腹臥位の場合の留意でよいとアセスメントした．また，体圧に対する配慮とともに，狭い支持面に付きまとう「摩擦」への対応を考えて，ケアシートPUP®を利用した．

Column

脊椎後方手術の体位の変遷

脊椎後方手術での手術体位における要点には，「腹部の圧迫を避けて術野からの出血を軽減させる」という命題が含まれている．整形外科医は一般的に，その点に関して非常に敏感である．術者の好みにもよるが，その目的のために2000年以前には，ヘイスティングフレームを用いた腹臥位の体位取りを行う古典的なヘイスティング体位が取られることが多かった．これは，ヘイスティングフレームは腹部を開放する形で，かつ背部を伸展させて，脊椎後方手術のときの術野の確保を容易にすると考えられていたからである．

しかし，このポジショニングは，1）ポジショニングが煩雑，2）顔面・前胸部・膝部などに皮膚障害を起こしやすい，3）足趾先端部の接触・圧迫に留意が必要，4）体幹の横ずれを防ぐために固定の工夫が必要など，いくつかの難点が存在した．こうした難点を改善する意味で出現したのが，四点フレーム方式の腹臥位である．操作性に優れ，足趾先端の圧迫のリスクがなくなり，かつヘイスティング体位が目指した「腹部の開放」を実現できる方法として普及している．とはいうものの，顔面や前胸部の支持台の接触面積が依然として狭いことなど，若干の問題点も残されている．

参考のために，古典的なジャックナイフ体位，古典的ヘイスティング体位，北海道大学病院方式ジャックナイフ体位，四点フレーム式体位のスケッチを示しておく．

（中村義徳）

ジャックナイフ体位　　　　　ヘイスティング体位

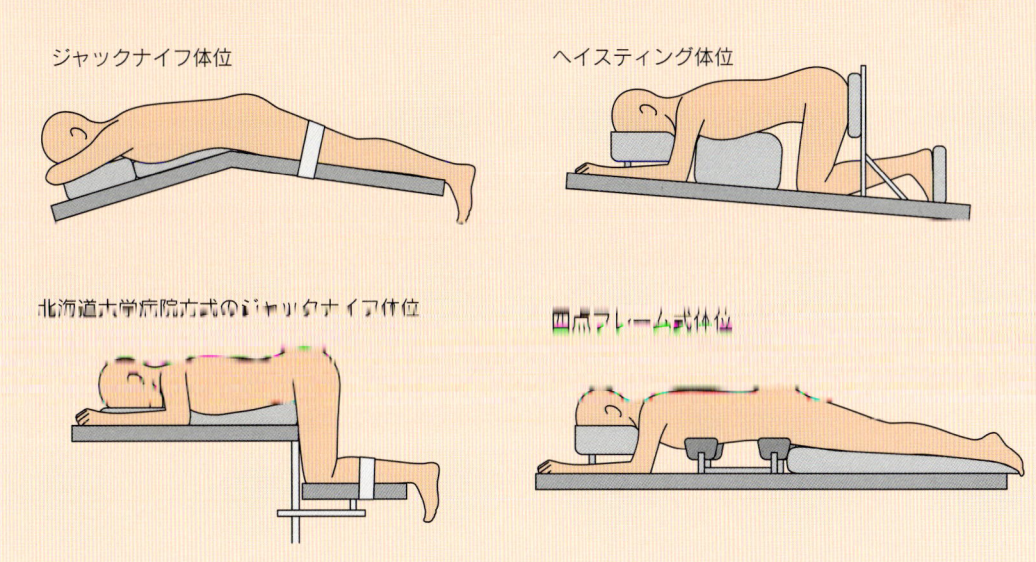

北海道大学病院方式のジャックナイフ体位　　　　四点フレーム式体位

■ 手術経過とポジショニング DVD▶⓮

手術の時間経過に沿って，ポジショニングに関してコメントを述べていく（表2）．

表2 手術の経過に伴う体圧の変化

	手術場面と 経過・処置	場面	体圧図
			胸部／腸骨部最大圧
❶	麻酔導入 （仰臥位）		
❷	腹臥位にして10分後 （測定開始）		65mmHg／30mmHg
❸	25分後		71mmHg／29mmHg
❹	腹臥位35分後		75mmHg／33mmHg
❺	執刀開始 （測定開始から 40分後）		78mmHg／35mmHg

コメント

（麻酔導入から約40分経過）
体圧分布には左右差がみられ，左側の体重ののりがやや悪い．前胸部で上半身の圧を受けていることがわかる．置き方の影響と考え，何度か置き直しをしたが，データは改善されなかった．そのため，これは患者の体格によるものと判断した．

測定開始時とあまり変化はないが，麻酔による影響からか接触面積が増しており，前胸部の高い圧（赤い部分）を示す面積が縮小している．しかし，同一体位の持続から，胸部最大圧は65mmHgから71mmHgへと上昇．

大きな変化はなし．

高い圧（赤い部分）を示す部分の面積に大きな変化はない．接触面積は徐々に広くなっている．最大圧は，胸部75mmHgから78mmHgへ，腸骨部33mmHgから35mmHgへと徐々に上昇．

❻	60分後		80mmHg／33mmHg
❼	90分後		89mmHg／40mmHg
❽	120分後		101mmHg／35mmHg
❾	150分後		105mmHg／39mmHg
❿	190分後		106mmHg／42mmHg
⓫	220分後		110mmHg／42mmHg

2　腰椎椎弓切除術を受ける患者の腹臥位のポジショニング検討

手術操作の影響で，腸骨部に若干，高い体圧が生じた（赤く示された）が，すぐに除圧された（赤い部分はみられなくなった）．

＜執刀開始時＞ 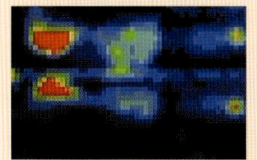
78mmHg／35mmHg

執刀開始の体圧と比較して，接触面積は徐々に広がりをみせている．また，最大圧は，執刀開始時の胸部78mmHgから89mmHgへ，腸骨部35mmHgから40mmHgへと，同一体位時間の延長とともに上昇．

90分後と比べて胸部最大圧が89mmHgから101mmHgへと上昇．しかし，接触面積には大きな変化は認められない．

＜執刀開始時＞ 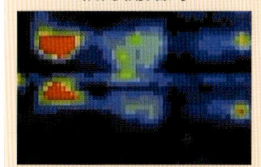
78mmHg／35mmHg

腸骨部と膝部に高い体圧（赤く示された部分）が少しみられるようになる．120分後と比べて最大圧は，胸部101mmHgから105mmHgへ，腸骨部35mmHgから39mmHgへと上昇．

執刀開始時と比べて，右腸骨部に高い体圧（赤く示された部分，35mmHgから42mmHgへ）が少し示される．

測定開始後190分後と比べて大きな変化なし．

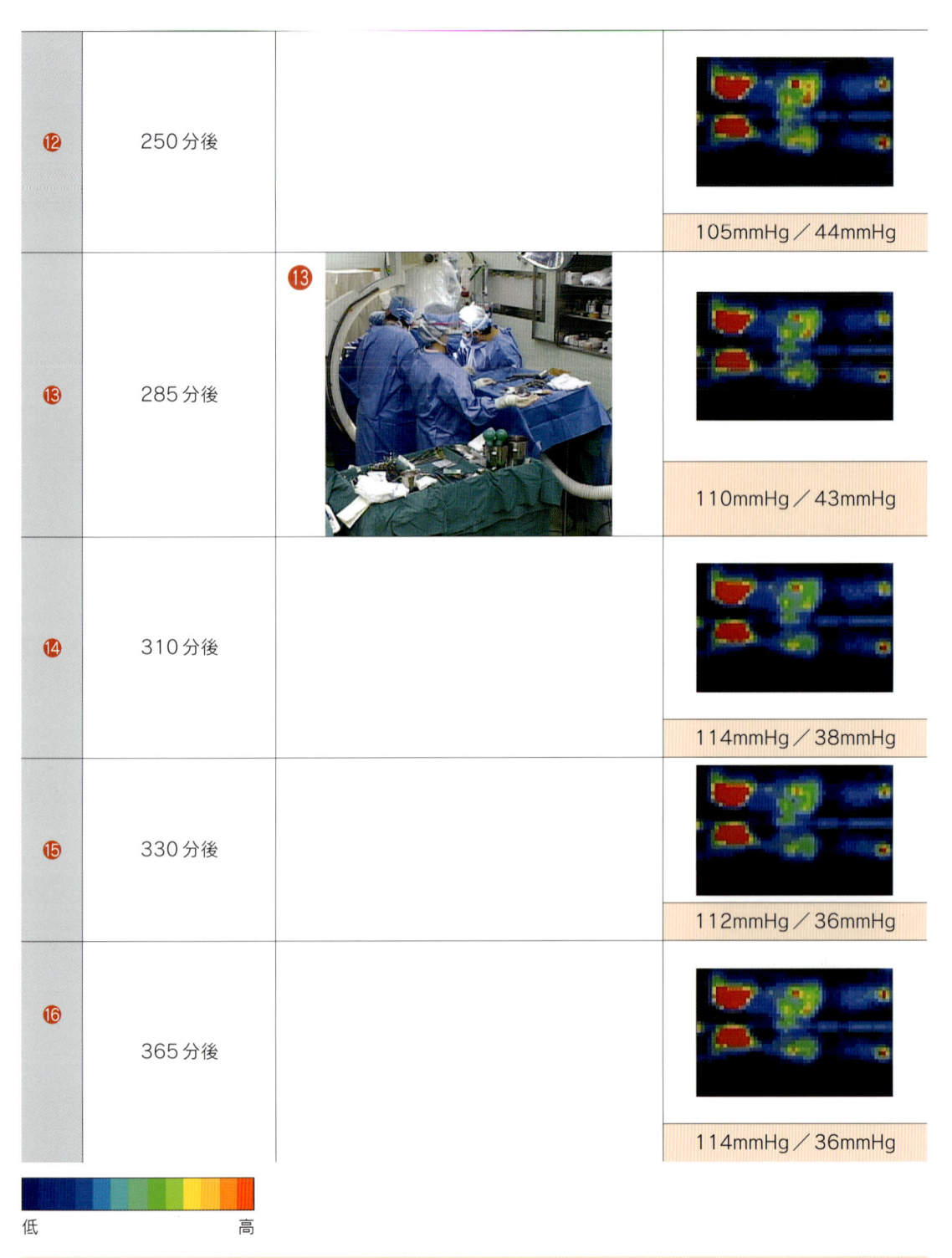

⑫	250 分後		105mmHg／44mmHg
⑬	285 分後		110mmHg／43mmHg
⑭	310 分後		114mmHg／38mmHg
⑮	330 分後		112mmHg／36mmHg
⑯	365 分後		114mmHg／36mmHg

低　　　　　高

測定器：HUGE-MAT®（ニッタ株式会社）
注）体圧値（mmHg）は参考値としてください．
　　別条件下で測定したほかの既存データとの比較はしないようにしてください．

＜執刀開始時＞ 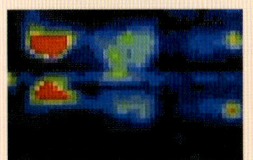 78mmHg／35mmHg	手術時間の経過とともに，前胸部と腸骨部の体圧が高くなり，赤い部分の面積が徐々に広がりつつある．
	前胸部の赤い部分の面積の左右差がなくなりつつある．
	285分後と比較して大きな変化なし．
	310分後と比較して大きな変化なし．
＜執刀開始時＞ 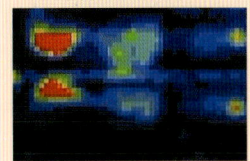 78mmHg／35mmHg	前胸部の赤の面積が左右ほぼ同じになっている．腸骨部の体圧が少しずつ現れ始めている．膝部も高い圧が少しみられる．

■ まとめ

- 本症例では，下肢の除圧のためにソフトナースイエローピンク®が2枚重ねで使用されており，下腿部の高さが四点支持器とほぼ同じになっている．このことが腸骨部の除圧効果によい影響を与えている．
- 6時間に及ぶ長時間の手術でも，腸骨部・膝部の極度な体圧上昇がみられなかったのは，四点支持器のウレタンフォームの上にゲルをのせる構造から，体圧やずれが吸収・支持される効果があったこと，また支持器の形状が長方形様であり，支持面積を広くする特性をもつことによると考えられた．この支持面の広がりをもつ構造が，体圧分散に与える影響は大きい．このようなことが相乗してよい結果を生んでいるといえる．
- 手術終了後に，両側の前胸部・腸骨部・膝部の部分圧を測定した（表3）．ただし，このときの各部位にプレディア®を置いて部分圧を測定する行為自体が「置き直し」となり，その影響を受けたことにもなるため，手術中の正確な部分圧を示したものとは言い難いが，腸骨部の体圧があまり高くない傾向が指摘できる．

表3　四点支持器を用いた腹臥位における部分圧

部位	体圧 左	体圧 右
前胸部	40mmHg	65mmHg
腸骨部	52mmHg	32mmHg
膝部	62mmHg	72mmHg

■ 今後の課題

　今回，実際の手術を通して体圧を測定した．この測定に協力をいただいた患者・家族の方々には深く感謝をしたい．このように手術中の体圧変化を動画に記録し，検証できるチャンスはきわめて少ないため，今回の測定では，多くの示唆を得た．手術症例では，麻酔の影響が大きいと考えられたが，今回の腹腔鏡下胆嚢摘出手術（ラパコレ）や四点支持器を用いた腹臥位の手術症例の術中体圧測定結果をみてみると，わずか2例の少ないデータとはいえ，手術開始直後のデータがその術中体圧変動の基準値になっているのではないかと思われた．このことから，たとえ手術が長時間に及ぶ場合でも，最初のポジショニングの際にどのような除圧対策を講じたかが大きな意味をもつとするのが妥当であろう，と考察するに至った．ただ学術的には，より多くの症例での検討が必要であることは付け加えておきたい．

　ラパコレで行われたように（可能な範囲で）頻回な「置き直し」を行うことは体圧の上昇を防ぐのに有効である．腹臥位においても，外回りの看護師が手術操作に影響しないタイミングを見計らい，下肢，特に膝部の「置き直し」を行うことで，膝部の体圧上昇などを防ぐことができるものと考えられた．いつ，どのようなタイミングで，どのような方法で「置き直し」などの介入を行えるか，今後，術者である医師とともに話し合っていく必要があるだろう．

　これまで本書で述べてきたことを総括すると，手術にかかわるポジショニングにおいては，1）除圧・分散効果が高められるように体圧分散寝具を使い分ける，2）むだなく，美しく，簡単にセッティングできる方法を検討する，3）手術開始前に体位固定を行うが，その後の手術開始前に「置き直し」を行い，

さらには，4）手術中の「置き直し」のできるタイミングを術前から考えておき，可能ならばそれを実施することなどが，手術に伴う褥瘡予防のポジショニングとして重要であるといえる．

なお，本書では，術中のポジショニングを中心に扱い，その視点で周手術期褥瘡の予防について役に立つポジショニングについて考察してきたが，周手術期褥瘡が単に術中の予防対策だけでは防ぎきれないことも事実である．術中のポジショニングによる褥瘡予防対策に引き続いて，ICU収容患者ではICUでの対策が，さらに外科系病棟に帰棟した場合は，病棟での注意深い褥瘡予防対策を行うことがきわめて重要であることを強調しておきたい（下記の「症例報告」参照）[1]．

■ 文献
1) 中村義徳：手術期の褥瘡とその対策．Clinical Engineering 2006；15(6)：588-600．

Column

症例報告

患者：72歳，男性．胆管結石にて胆管空腸吻合術を施行．手術時間は3時間．

手術当日：術直後の手術室での観察では仙骨部に皮膚異常はなし．帰室時病棟での皮膚観察についての記載はなく，不明である．覚醒は比較的良く，術後除圧にはソフトナースピンク®を使用した．

術後1日目：背中の硬膜外麻酔カテーテル挿入部や，深部静脈血栓予防対策として弾性ストッキングを装着中の下肢などに強いかゆみを訴えた．午前中，皮膚観察の記録はなし．15時頃，仙骨部に発赤あり（水疱はなし）と看護師が観察記録を行っていた．
患者本人は立位が可能であり，この時点では皮膚障害に対する注目度は高くなかった．

術後2日目：皮膚観察はなし．本人の疼痛の訴えはなし．後日，筆者らが聴取した本人談では，「立てそうだけれど立つとおなかが痛い」のでベッド上での臥床が多かった．看護記録には「棟内半周する．ゆっくり離床を進める」と記載があった．「離床」の二文字がキーワード化し，皮膚障害の悪化への配慮を希薄にさせてしまった可能性が高い．

術後3日目：10時，「臀裂部」の左側に3×3cm，右側に4cm大の褥瘡との看護記録の記載があった．水疱およびびらん形成を伴う．患者からは「臀部がかゆいことはあるが，痛みはない」という言葉が聞かれた．夜，吃逆のためコントミン®を使用．妻からは「いつも座っているんです．歩いたりもしてはいますが，ベッドにいるときはずっと同じ姿勢で座っているんです」との言葉が聞かれた．端座位を取ることも少なくなかったが，ファーラー位で経過していた時間が長かった．

術後4日目：15時30分，創傷回診（図左上）．ハイドロサイト®の貼付と1日2回の洗浄を行う．ブレーデンスケールスコアは13点，自立度A2．14時に硬膜外麻酔カテーテルを抜去する．16時にバルーンを抜去．

術後10日目：9時30分，褥瘡は，大きさ10×7.5cm（壊死部分6×2.5cm），D5E3s5i0G5N2（図右上）．背もたれを使った座位を禁止し，歩行を推奨する．仰臥位は制限する．ソフトナースピンク®での体圧再測定の結果，異常高圧（仰臥位で107mmHg・4.9N，膝立てで133mmHg・6.2N，30度ファーラー位で185mmHg・4.7N．踵圧は78mmHg・12.2Nであった）を示した．そのため，体圧分散寝具をピューアレックス®に変更した．
　その後，病棟および退院後外来にて褥瘡ケアを行ったが，もっとも重症のときには褥瘡の深さはD3で，完治まで約2か月半を要した（図左下，右下）．

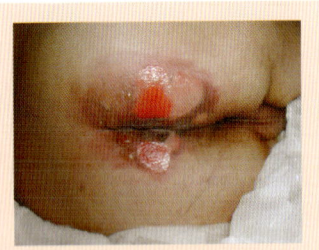

術後4日目．臀裂部をはさんで，左右の臀部に急性期褥瘡．深さは一見D2のように見えるが，深部組織へのダメージが疑われる．

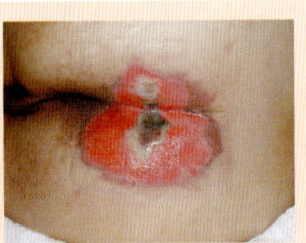

術後10日目．右臀部および左臀部に明らかな黒色壊死部がみられ，この部分のダメージの強いことを示す．

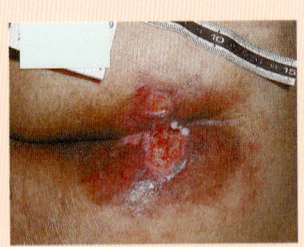

その後1か月目（術後約1か月半）．D3の褥瘡．

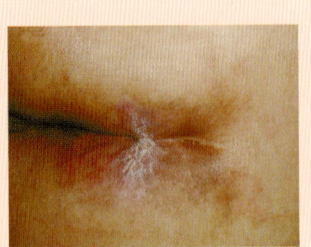

術後2か月半にて治癒．瘢痕収縮がやや強い．

図　術後に発生した褥瘡の経過

〈コメントおよび教訓〉
　周手術期においては，術後体位における褥瘡好発部位（仰臥位であれば，仙骨・尾骨部，足踵部など）の経時的な皮膚観察が必須で，皮膚の異常の有無の正しい記載とともに，異常が見つかった場合の速やかな除圧対策が必要である（たとえば，臀部挙上，踵挙げ，同一体位の長時間持続の禁止，適正な体圧分散寝具の導入など）．離床，歩行開始が褥瘡予防に効果的とはいえ，必ずしも十分条件を満たしているものでないことを認識する必要がある．離床状況も大切ではあるが，それ以上に術後長時間の生活の場である病棟のベッド上での過ごし方が重要なキーワードとなる．その際，体圧分散寝具の選択や術後のポジショニングが大きな役割を果たす．これには，単なる言葉による指導ではなくて，具体的な行動を伴う指導が肝要と考える．また，術前から体圧（接触圧）の測定を行うことは，術後褥瘡の発生を予測するための指標となりうるので，体圧測定機器（プレディア®やセロ®など）を活用することが推奨される．
　事実，報告した症例では，術後に体圧を測定して予想以上の高い値を示したが，術前にこの点の評価ができていれば，褥瘡の発生や経過が異なっていた可能性がある．周手術期においては，こうした「体圧の個人差」を無視してはいけないこと，さらには，術後には血清アルブミン値の急激な低下にみられるように，予想以上の侵襲が個体の組織耐久性を低下させていること[i]，などを考慮する必要があると考える．

追記：倫理的配慮は以下のように行った．まず，術後合併症として褥瘡発生があった事実については，患者および患者家族に伝え，写真撮影などの了解を得たうえで処置を行い，一方では周手術期褥瘡予防のための学術的活動の資料として利用することについて，口頭にて許可を得た．

文献
i）大畑中徳子，山本慶和ほか：急性期病院における褥瘡発生のリスク評価　2006；8(1)：58-62

あとがき

　腹部一般外科医（専門は消化器外科）と兼任であったが，1994年に天理よろづ相談所病院手術部の副部長，2000年からは部長として手術部業務改善に取り組んできた．2007年4月に現職（在宅世話どりセンター長）に着任し，「今は昔」の感なしといえなくもないが，手術部専属臨床工学技士の配属（1998年），ノンパウダー手術用手袋の導入（1999年），ウオッシャーディスインフェクターの導入（1999年）と一次消毒の廃止，低温プラズマ滅菌システム（ステラッド®）の導入（2000年），手術申し込みのオンライン化（2001年），手術部薬品管理システムの改良（2003年），深部静脈血栓症予防のためのWizAir DVT™の導入（2004年），ES（Endo Surgery）定期交換リプロセスVPP（Value Per Procedure，オリンパスメディカルシステムズ）の導入（2005年），サテライトファーマシーの常設（2006年）などは，先進的に行い得たものと自負している．このような手術部特有の業務に加えて，腹腔鏡下胆嚢摘出術の導入や創傷回診などの「創傷管理」は，外科医としての別の面での臨床実践であった．

　褥瘡については，院内ネットワークシステム上に「褥瘡管理」サイトを新設（2002年）し，ICUを含めた各病棟におけるマットレス配備環境を整え，効果的な褥瘡の予防と治療のための臨床活動を行ってきた．その活動の一端が「周手術期褥瘡」の実態解明であった．

　2003年，全病棟の協力を得て，手術部看護師が中心となって周手術期褥瘡の発生に関する前向き調査を行った．その結果，1,666例の全身麻酔・硬膜外麻酔・脊椎手術症例中，約5.5%に褥瘡発生をみた．そして，それらを類型化すると，一部にはオーバーラップすることもあるが，術中発生型と術後発生型に分けられることが判明した．そして，周手術期褥瘡については，病棟での術前状態，手術部での術中体位や手術時間など，術後ICUおよび帰室後の病棟での術後体位や褥瘡予防ケアなど，「点」としてではなく「線」としての捉え方が必要であり，手術部単独では解決できるものでないことも明らかになった．とはいうものの，手術部において周手術期褥瘡の「種まきをしてしまう」可能性があることは事実であり，できる限りの対策を講じること，特に，正しい「手術患者のポジショニング」を追求することは，手術患者の安全を守るべき手術部にとっての責務であり，また，手術部－ICU－病棟のよい連携を構築するキーワードの一つであるともいえる．本書がそのことに貢献できることを期待したい．

　「あとがき」を終えるにあたり，最後まですばらしいリーダーシップをとってくださった田中先生，中山書店編集部の木村さん，そして，ポジショニングの実際において惜しまず協力してくれた当院手術部の萱島看護師長および但馬・森川・笠松看護師たちに謝意を表したい．

2007年8月

中村義徳

協力企業一覧（五十音順）

アキレス株式会社

アクシコンジャパン株式会社

株式会社アスカメディカル

株式会社イソメディカルシステムズ

エア・ウォーター株式会社

オカダ医材株式会社

クラシエ薬品株式会社

株式会社ケープ

スミスメディカル・ジャパン株式会社

株式会社高田商会

テンピュールジャパン有限会社

瑞穂医科工業株式会社

株式会社モルテン

ラックヘルスケア株式会社

索 引

あ行

圧縮応力	3
圧迫	74
圧迫性潰瘍	37, 65
アライメント	7, 24, 28, 42, 58, 73
安楽性	77
インシデント	3
腕抜き	45, 46
ウレタンフォーム	13, 14, 18, 26, 34, 36, 45, 59, 61, 64, 77, 85, 86, 106
エア	18
嘔吐	72
置き直し	76, 79, 86, 91, 92, 106

か行

合併疾患	11
環境要因	8, 9
肝疾患	4
関節可動域	73
関節拘縮	11, 25, 42
起因性褥瘡	37
仰臥位	5, 10, 22
局所麻酔	10
筋弛緩薬	94
偶発性褥瘡	37
血行不良	4
血清アルブミン値	108
ゲル	16, 18, 26, 31, 34, 35, 36, 46, 51, 61, 64, 77, 86
減圧	9
牽引	4
硬膜外麻酔	10
呼吸状態	73
骨突出	3, 4, 42, 56, 67, 73, 89
固定板	24, 34, 35

さ行

コンパートメント症候群	72, 75
支脚器	72, 73, 74, 75
周手術期褥瘡	2, 20, 65, 108
手術体位	89
除圧	9, 33, 61, 67, 77, 106
状況・操作要因	9
状況要因	8
褥瘡	37
褥瘡好発部位	108
褥瘡対策チーム	65
褥瘡発生リスク	2, 7, 25, 42, 56, 73, 81
褥瘡発生リスク要因	7, 8
神経障害	3, 4, 32, 73
身体要因	8, 9
水疱	23, 42, 56, 73, 81, 107
ずれ	10, 31, 33, 39, 40, 106
ずれ力	46, 49, 64, 67, 72, 77, 79, 86, 93
脊髄損傷	80
接触面積	67, 84, 99
背抜き	76, 83, 84, 86
全身麻酔	10
剪断応力	3
側臥位	3, 10
足底板	24, 65
底付き	59, 61, 77

た行

体圧	90
体圧測定機器	100
体圧分散寝具	5, 12, 13, 25, 38, 46, 53, 54, 59, 64, 75, 85, 107
体位	8
体位固定	46, 68
体側支持器	43, 44, 45
大腿神経障害	72
椎間板ヘルニア	74
低温熱傷	65
低体温	72
手台	24, 32, 44, 45, 57, 74
電気メス	74
糖尿病	4
頭部固定器	55
特殊素材	16

な行

内視鏡外科手術	89
ねじれ力	86

は行

ビーズ	18
腓骨神経麻痺	25, 72
非生理的体位	3
引っ張り応力	3
肥満	4
病的骨突出	11
びらん	23, 42, 56, 73, 81, 107
腹臥位	3, 10
腹腔鏡下胆嚢摘出術	36, 88, 96, 106
伏在神経麻痺	72
浮腫	4, 73, 81
部分圧迫	35
フレーム	3, 18, 19
分散	11, 67, 77
分散性	64
ヘイスティングフレーム	63, 99
補助枕	12, 18, 30, 34, 43, 46, 59, 64, 75, 85
発赤	23, 42, 56, 73, 81

ま行

摩擦	10, 99
麻酔	4, 72, 83, 90, 100
麻痺	3, 11, 25, 42
無影灯	53

や行

痩せ	4, 25, 67, 89, 99

四点支持器　18, 19, 61, 62, 63, 98, 99, 106

ら行

ラパコレ	36, 40, 89, 96, 106
リクライニングポイント	80, 81
ローテーション	4, 8, 10, 33, 36, 40, 46, 48, 88, 93, 95

わ行

腕神経叢麻痺	24

欧文

alignment	7
BMI	89
NPUAP	9
NPUAP 分類	37

付属動画 DVD-VIDEO について

・本書の付属 DVD は DVD-VIDEO です．再生には DVD-VIDEO 対応の機器をご使用ください．DVD-VIDEO に対応したパソコンでもソフトウェア環境などにより，まれに再生できない場合がございますが，弊社での動作保証は致しかねますので，あらかじめご了承ください．
・この DVD に収録された動画の著作権は著者が保有しています．また，これらの動画の複製権は小社が保有しています．本 DVD の無断複製を禁じます．
・本 DVD の図書館での利用は館内閲覧にかぎるものとします．
・この DVD は日本以外の国で再生できません．
・この DVD をパソコンで再生される場合，以下の環境を推奨します．

● Windows
DVD-Video プレーヤーソフトがインストールされた DVD-ROM ドライブ付 PC
OS：Microsoft Windows XP
CPU：Pentium Ⅲ 700MHz 以上
メモリ：256MB 以上

● Macintosh
Apple DVD Player のインストールされた DVD-ROM ドライブ付 iMac 以上
OS：Mac OS 9.2 〜 10.3
CPU：PowerPC G4 以上
メモリ：128MB 以上

Microsoft，Windows は米国 Microsoft Corporation の米国及びその他の国における登録商標です．
Macintosh，Mac OS は米国 Apple Computer, Inc の米国及びその他の国における登録商標です．

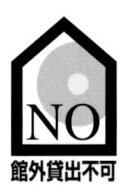

【館外貸出不可】
本書に付属のDVD-VIDEOは，図書館およびそれに準ずる施設において，館外へ貸し出すことはできません．

動画でわかる　手術患者のポジショニング

2007年9月10日　初版第1刷発行

編　著 …………………… 田中マキ子・中村義徳
発行者 …………………… 平田　直
発行所 …………………… 株式会社　中山書店
　　　　　　　　　　　〒113-8666　東京都文京区白山1-25-14
　　　　　　　　　　　TEL 03-3813-1100 （代表）
　　　　　　　　　　　振替 00130-5-196565
　　　　　　　　　　　http://www.nakayamashoten.co.jp
DTP・印刷 …………… 株式会社　トライ

© 2007 Nakayama Shoten Co.,Ltd. Printed in Japan
ISBN 978-4-521-60501-2

本書に掲載された著作物の翻訳・複写・転載・データベースへの取り込みおよび送信に関する許諾権は，当社が保有します．
本書の無断複写は，著作権法上での例外を除き禁じられています．本書を複写される場合は，そのつど事前に当社（直通電話03-3813-1129）の許諾を得てください．

中山書店の好評看護書

動画でわかるシリーズ

シリーズ第1弾 動画でわかる 摂食・嚥下リハビリテーション

●監修
藤島一郎(聖隷三方原病院 リハビリテーションセンター長)
柴本 勇(聖隷浜松病院 言語聴覚士)

B5変型判
144頁
DVD-VIDEO付
定価(本体3,600円+税)

看護手技が確実に習得できる「動画でわかる」シリーズ第1弾. 240点を超えるカラー写真・図・表とDVD-VIDEO（動画）により, 摂食・嚥下リハビリテーションの技術が短時間で習得できる1冊.

CONTENTS
- 第1章 摂食・嚥下のメカニズム
- 第2章 摂食・嚥下障害の観察と評価
- 第3章 ナースが行う摂食・嚥下訓練の実際
- 第4章 アプローチの実際
- 第5章 口腔ケア
- 付録

動画内容一例
● 間接訓練
- のどのアイスマッサージ
- 嚥下体操
- 嚥下反射促通手技
- メンデルゾーン手技
- 皮膚のアイスマッサージ
- ブローイング訓練

● 直接訓練
- 横向き嚥下
- 交互嚥下
- 複数回嚥下
- 息こらえ嚥下
- 摂食時の姿勢
- 食事介助

● 口腔ケア　　ほか

シリーズ第2弾 動画でわかる スクイージング
安全で効果的に行う排痰のテクニック

●編著
宮川哲夫(昭和大学保健医療学部 理学療法学科)

B5変型判
168頁
DVD-VIDEO付
定価(本体3,800円+税)

豊富なカラー写真と動画により, スクイージング・体位排痰法の根拠ある正確な手技が習得できます. 手技を行う際に不可欠な呼吸器の知識から, ベテランならではの臨床におけるコツまでわかりやすく解説.

CONTENTS
- 第1章 スクイージングを理解する
- 第2章 エビデンスの評価と適応
- 第3章 呼吸器の解剖とメカニズム
- 第4章 アセスメントと評価
- 第5章 スクイージング・体位排痰法のテクニック
- 第6章 アプローチの実際

動画内容一例
● スクイージング
- 体位変換の順
- スクイージングの基本手技
- バギング
- 上葉のスクイージング
- 下葉のスクイージング
- 後肺底区のスクイージング
- 中枢気道に痰がある場合のスクイージング

● 応用手技
- ハイフレーション
- シェイキング
- スプリンギング
- 咳の介助法
- ハフィング
- 気管吸引法
- ポストリフツ

ほか

中山書店の好評看護書

動画でわかるシリーズ

シリーズ第3弾　動画でわかる 呼吸リハビリテーション

●編集
高橋仁美（市立秋田総合病院リハビリテーション科）
宮川哲夫（昭和大学保健医療学部理学療法学科）
塩谷隆信（秋田大学医学部保健学科）

入院・外来・在宅それぞれの場面での呼吸リハビリテーションの進め方や患者指導のコツなど，臨床の視点を重視した解説を満載．200点を超えるカラー写真と動画（DVD）により，呼吸リハビリテーションの手技を習得できます．手技と呼吸リハビリテーションの流れがよくわかる1冊．

B5変型判　218頁　DVD-VIDEO付
定価（本体2,800円+税）

CONTENTS
- 第1章　呼吸リハビリテーションとは
- 第2章　呼吸リハビリテーションに必要な呼吸器の知識
- 第3章　呼吸リハビリテーションの進め方
- 第4章　呼吸リハビリテーションに必要な評価
- 第5章　呼吸リハビリテーションのプログラム
- 第6章　呼吸リハビリテーションの実際

動画内容一例
- **コンディショニング**
  - 呼吸補助筋のマッサージ
  - 呼吸補助筋のストレッチ
  - 呼吸介助法
  - パニックコントロール
  - 横隔膜呼吸
  - 徒手胸郭伸張法
  - 肋間筋ストレッチ
  - 呼吸筋ストレッチ体操
  - 棒体操
- **運動療法**
  - 軽症・中等症例への上下肢筋トレーニング
  - 重症例への上下肢筋トレーニング
  - 座ってできるCOPD体操
- **ADLトレーニング**
  - ベッドからの起き上がり
  - 歩行・階段昇降
  - 荷物の上げ下ろし
  - 脱衣・お風呂の出入り・洗髪　ほか

シリーズ第4弾　動画でわかる 褥瘡予防のためのポジショニング

●編著
田中マキ子（山口県立大学看護学部教授）

褥瘡の発生リスクとなる圧迫・ズレの予防に有効なポジショニング（体位づけ）の技術を350点を超えるカラー写真・図表によりわかりやすく解説．アセスメントの視点，体位変換の応用，体圧分散寝具や枕の効果的で正しい使用法など，ポジショニングの必須事項をまとめています．

B5変型判　136頁　DVD-VIDEO付
定価（本体3,700円+税）

CONTENTS
- 1章　ポジショニングとは何か
- 2章　褥瘡患者のポジショニングに必要なアセスメント
- 3章　ポジショニングに用いる必要物品の理解と選択
- 4章　ポジショニングの援助技術
- 5章　ポジショニングの実際

動画内容一例
- **褥瘡予防のためのポジショニング**
  - 背上げ・背下げによるずれ・圧迫
  - 背抜きの方法
  - 仰臥位から30度側臥位のポジショニング
  - 仰臥位から完全側臥位のポジショニング
  - 股関節拘縮患者のポジショニング
  - 車椅子座位の姿勢とポジショニング
  - 車椅子座位時に体が左右に動かない工夫
- **症例へのアプローチ**　ほか

中山書店の好評看護シリーズ

感染管理 QUESTION BOX 全4冊

●シリーズ監修 廣瀬千也子（日本看護協会常任理事）

B5変型判
平均150頁
並製

本シリーズは，現場が本当に困っていること，スタッフの悩み・疑問を取り上げ，その対処法や判断のポイントを臨床の視点から解説しています．自分の悩みや疑問がすぐに確認できる構成で，執筆はすべて感染管理認定看護師，掘り下げた解説には説得力があります．

全4冊の構成と編集者

❶ 洗浄・消毒・滅菌と病院環境の整備

小野和代（東京医科歯科大学医学部附属病院感染対策室）
雨宮みち（日本看護協会看護研修学校感染管理学科）

定価（本体1,800円+税）

CONTENTS
- 第1章　洗浄・消毒・滅菌の基本
- 第2章　ケアで用いる器材・物品の取り扱い
- 第3章　感染症患者のケアで用いる器材・物品の取り扱い
- 第4章　環境の管理
- 第5章　廃棄物の取り扱い
- 第6章　リネン類の取り扱い

❷ 標準予防策と感染経路別予防策・職業感染対策

大友陽子（東京女子医科大学病院感染対策部）
一木　薫（兵庫医科大学病院業務部管理課）

定価（本体2,000円+税）

CONTENTS
- 第1章　手指衛生の基本
- 第2章　防護具の取り扱い
- 第3章　空気感染予防策とその疾患への対応
- 第4章　飛沫感染予防策とその疾患への対応
- 第5章　接触感染予防策とその疾患への対応
- 第6章　血液・体液曝露による感染防止
- 第7章　流行性・小児ウイルス感染症による感染防止
- 第8章　結核による感染防止

❸ 感染防止と看護ケア

芳尾邦子（日本看護協会神戸研修センター感染管理学科）

定価（本体1,800円+税）

CONTENTS
- 第1章　血流感染防止と看護ケア
- 第2章　尿路感染防止と看護ケア
- 第3章　肺炎防止と看護ケア
- 第4章　手術部位感染防止と看護ケア
- 第5章　感染リスクが高い患者・感染症患者への看護ケア

❹ 病院感染サーベイランス

渡邉都貴子（岡山大学医学部・歯学部附属病院看護部）

定価（本体1,800円+税）

CONTENTS
- 第1章　血管内留置カテーテルに関連した血流感染のサーベイランス
- 第2章　尿道留置カテーテルに関連した尿路感染のサーベイランス
- 第3章　人工呼吸器に関連した肺炎のサーベイランス
- 第4章　手術部位感染のサーベイランス
- 第5章　耐性菌のサーベイランス
- 第6章　アウトブレイク（集団発生）

中山書店の好評看護シリーズ

救急看護 QUESTION BOX 全9冊

● シリーズ監修
中村惠子（札幌市立大学看護学部）

B5変型判
平均140頁
並製

救急の現場では，教科書どおりの知識では対処しきれないさまざまな状況に遭遇しますが，一瞬の迷いが患者の生命に関わるため，迅速な判断が求められます．加えて医療の高度化・専門化のため，救急看護には，系統立てられた正確な知識と技術が要求されます．さらに，患者の家族や関係者への対応も状況に応じた判断が必要になってきます．

本シリーズは，救急看護の重要なテーマごとに深く理解することができるよう構成し，Q&A形式にすることで検索性を向上させています．また，経験豊富な看護師による「現場のMiniQ&A」は実際に迷うことの多い場面の対処法が示されており，すぐに役立つ情報が満載です．

全9冊の構成と編集者

1 救急救命処置
中谷茂子（医療法人マックシール巽病院）／村井嘉子（石川県立看護大学成人・老年看護学講座）
定価（本体2,000円+税）

2 救急実践に活きるアセスメント
中村美鈴（自治医科大学看護学部）／渡邊淑子（杏林大学医学部付属病院）
定価（本体2,100円+税）

3 観察とモニタリング
嶋田幸子（相模原協同病院）／吉田寿子（久留米大学医学部看護学科）
定価（本体2,000円+税）

4 外傷の初期対応
早坂百合子（日本医科大学付属病院）／山勢博彰（山口大学医学部保健学科）
定価（本体2,000円+税）

5 初期対応に活かす病態の理解
松月みどり（北野病院）／櫻井利江（筑波大学大学院人間総合科学研究科）
定価（本体2,000円+税）

6 生活の援助とケアの技術
明石惠子（名古屋市立大学看護学部）／山勢善江（日本赤十字九州国際看護大学）
定価（本体2,000円+税）

7 救急患者・家族への倫理的・全人的ケア
森田孝子（信州大学医学部保健学科）／片岡秋子（札幌医科大学保健医療学部看護学科）
定価（本体2,000円+税）

8 器具・機器・薬品
高原美樹子（福井県立大学看護福祉学部）／高山裕喜枝（福井大学医学部附属病院）
定価（本体2,100円+税）

9 プレホスピタルケア・災害看護
寺師　榮（大阪府立千里救命救急センター）／臼井千津（聖母大学看護学部）
定価（本体2,100円+税）

中山書店の好評看護シリーズ

ポケットナビ

各科病棟で遭遇する代表的な疾患について，病態や治療法，看護師のかかわり方などがコンパクトにわかりやすく解説されています．特によく遭遇する症状や急変への看護の流れがアルゴリズムで示されており，確認したいときにポケットから取り出して読める心強い1冊です．

シリーズ第1弾 脳神経看護ポケットナビ

監修●落合慈之（NTT東日本関東病院院長）
坂本すが（NTT東日本関東病院シニアアドバイザー・東京医療保健大学医療保健学部看護学科長）
編集●森田明夫（NTT東日本関東病院脳神経外科部長・同 脳卒中センター長）
磯田礼子（NTT東日本関東病院看護部看護長）

新書判／216頁／定価（本体1,500円＋税）

CONTENTS

1. 脳・神経の解剖と機能
- 脳の構造
- 脳脊髄液の循環
- 脳の血管系
- 脊髄
- 脳神経

2. 症状とその対処法
- 意識レベル低下
- 頭痛
- 悪心・嘔吐
- 瞳孔不同
- 呼吸異常
- 痙攣
- 血圧の低下／上昇
- 尿量の増減
- ドレーン排液異常

3. 検査と看護のポイント
- CT検査
- MRI検査
- 血管造影検査
- 髄液検査

4. 治療と看護のポイント
- 外科的治療
- 血管内治療
- 放射線治療
- 化学療法
- 薬物療法

5. 疾患と看護のポイント
- 頭蓋内圧亢進・脳ヘルニア
- 脳血管障害
- 脳腫瘍
- 感染
- 機能的疾患
- 頭部外傷
- 認知症

シリーズ第2弾 循環器看護ポケットナビ

監修●住吉徹哉（榊原記念病院副院長・榊原記念クリニック院長）
編集●井口信雄（榊原記念病院循環器内科副部長）
三浦稚郁子（榊原記念病院看護部長）

新書判／224頁／定価（本体1,500円＋税）

CONTENTS

1. 解剖と機能
- 動脈・静脈の機能
- 心臓の機能

2. 症状
- 胸心痛・胸部圧迫感
- 呼吸困難
- めまい・意識障害・失神
- 動悸
- 背部痛
- 浮腫

3. 検査
- X線検査
- MRI検査
- 心エコー検査
- CT検査
- 心臓核医学検査
- 心電図
- 心臓カテーテル検査
- 電気生理学的検査（EPS）
- 検体検査

4. 治療
- 心臓カテーテル治療
- 補助循環
- 不整脈治療
- 薬物療法
- 外科的治療
- 運動療法

5. 疾患
- 虚血性心疾患
- 心筋疾患
- 弁膜疾患
- 動脈・静脈疾患
- 心膜疾患
- 心原性ショック
- 不整脈
- 心不全
- 感染性心内膜炎

中山書店の好評看護書

安全・上手にできる 注射マニュアル

看護師が安全かつ正確に行える注射・輸液・輸血・採血の手技を写真とイラストを多用して解説．リスクマネジメントやトラブル対処などもわかりやすく，臨床の看護師はもちろん，看護学生にもオススメの1冊です！

●編著
上田裕一
（名古屋大学医学部附属病院 医療の質・安全管理部，心臓外科）
真弓俊彦
（名古屋大学医学部附属病院 救急部，集中治療部）
●著
名古屋大学医学部附属病院注射マニュアルワーキンググループ

B5変型判／160頁／並製
オールカラー
定価（本体2,400円+税）

CONTENTS
第1章	基礎知識	第7章	点滴静脈注射
第2章	実施上の注意	第8章	中心静脈栄養
第3章	注射薬の知識	第9章	輸血
第4章	皮内・皮下・筋肉内注射	第10章	癌化学療法
第5章	静脈注射	第11章	インスリン自己注射
第6章	輸液	第12章	採血

水・電解質がわかる 輸液ケアQ&A

輸液・点滴は日常的な看護技術の一つですが，その一方で小さなミスが重大な事故につながる危険があります．本書は輸液の基礎としてナースが知っておくべき水・電解質の知識から，実際的な臨床上の知識を多くの図表を用いてわかりやすく解説します．

●編著
飯野靖彦
（日本医科大学附属病院内科）

B5変型判／216頁／並製
定価（本体3,800円+税）

CONTENTS

第1章　体液の基礎
- Q1 人体の水分はどのくらいで，体のどこに分布し，どんなはたらきがありますか？
- Q2 体液量はどのように調節されていますか？
- Q3 電解質とはなんですか？どんな役割がありますか？

　　　　　　　　　　ほか

第2章　輸液の基礎
- Q8 輸液にはどんな種類がありますか？
- Q9 糖質輸液剤にはどんな種類があり，どんな使い方をしますか？
- Q10 電解質輸液剤にはどんな種類があり，どんな使い方をしますか？

　　　　　　　　　　ほか

第3章　病態・疾患とそれに伴う輸液管理
- Q38 ナトリウム・水の異常（脱水・浮腫）とその輸液のポイントは？
- Q39 カリウムの異常と輸液のポイントは？
- Q40 カルシウム，リンの異常とその際の輸液のポイントは？

　　　　　　　　　　ほか

中山書店の好評看護書

さあ,はじめよう! NST
事例でわかる栄養療法の進め方

●監修
磯﨑泰介
(聖隷浜松病院腎センター長・NSTチェアマン)

NSTによる栄養療法を実践する施設は急増していますが,多くの現場では試行錯誤の状態にあります.本書はさまざまな疾患・病態別に事例をあげ,多職種の関わり方,介入方法の実際を具体的に解説します.NST活動を成功させるヒントが満載です!

B5変型判／264頁
定価(本体3,000円+税)

CONTENTS

第1部　NST活動をはじめる前に
- 第1章　NSTのはじめの一歩
- 第2章　低栄養を改善する際の「3つの壁」
- 第3章　聖隷浜松病院におけるNST運営・教育システム
- 第4章　抵抗勢力の対処法
- 第5章　NSTの経済効果
- 第6章　リスクマネジメントとNST
- 第7章　NSTで活用できるツール
- 第8章　NSTによる栄養介入の流れと役割分担
- 第9章　NSTを進めるうえでのポイント－各職種からのアドバイス
- 第10章　消化器外科手術とNST
- 第11章　腎疾患とNST
- 第12章　緩和ケアとNST
- 第13章　摂食・嚥下アプローチとNST

第2部　NST活動の実際
- Case 1　パーキンソン病・褥瘡
- Case 2　食道癌
- Case 3　心不全・肺炎
- Case 4　進行卵巣癌
- Case 5　子宮頸癌
- Case 6　血液透析患者の大腿骨頸部骨折
- Case 7　進行胃癌
- Case 8　進行乳癌
- Case 9　脳腫瘍
- Case 10　くも膜下出血
- Case 11　中咽頭癌
- Case 12　慢性閉塞性肺疾患(COPD)
- Case 13　肝硬変・食道静脈瘤　ほか

ベスト・プラクティス・コレクション

がん化学療法ケアガイド
治療開始前からはじめる アセスメントとセルフケア支援

●編集
濱口恵子
(癌研究会有明病院)
本山清美
(静岡県立静岡がんセンター)

がん化学療法に伴う副作用には,予防の視点で治療開始前から看護師が積極的にかかわることが大切です.また外来治療の増加から,患者自身も副作用に対処することが求められます.安全・安楽に治療を継続するために必要な看護ケアと患者のセルフケア支援を解説します.

B5変型判／232頁
定価(本体2,600円+税)

CONTENTS

- 1章　がん化学療法看護の重要性
- 2章　がん化学療法の理解
- 3章　患者の意思決定に対する支援
- 4章　がん化学療法の副作用とケア
- 5章　副作用以外の症状マネジメント
- 6章　外来がん化学療法における看護

中山書店の好評看護書

褥瘡アセスメント・ケアガイド

●編集
真田弘美
（東京大学大学院医学系研究科）

最新の厳選された『エビデンス』に基づき開発された褥瘡ケアガイドの決定版．褥瘡創部の観察ポイントを漏れなく示したアセスメントツールを収載．また，アセスメントツールの項目から行うべき褥瘡ケア（ケアアルゴリズム）が導けるようになっています．エキスパートの思考と技術が自然に身に付きます．

ポケット判
160頁
並製
オールカラー

定価（本体1,600円＋税）

CONTENTS
1　褥瘡ケア用創部アセスメントツール
2　ケアアルゴリズム
3　DESIGNの採点方法　　他

褥瘡アセスメント・ケアガイド Pro.

●編集
真田弘美
（東京大学大学院医学系研究科）

『褥瘡アセスメント・ケアガイド』の待望のソフト版．褥瘡の創・ポケットのサイズ計測とDESIGN採点結果の入力により，患者に必要なアセスメント項目・ケア項目をすばやく導き出します．パソコン操作も簡単．サイズの計測機能や薬剤・創傷被覆材・体圧分散寝具の商品名表示機能により，記録の効率化が図れます．臨床現場での褥瘡ケアを強力にサポートするソフトです．

CD-ROM1枚

価格26,250円（税込）

EBN BOOKS エビデンスに基づく褥瘡ケア

●編集
真田弘美
（金沢大学医学部保健学科）
須釜淳子
（金沢大学医学部保健学科）

効果的な褥瘡ケアを行うためには，ケアのエビデンスを知ること，またエビデンスに基づいたケアを実践することが重要です．本書は，好評だった雑誌『EB NURSING』（Vol.1 No.3）の特集内容を再編集し，新たに書き下ろした内容を加えました．科学的な視点を踏まえた褥瘡ケアの実践を目指す内容となっています．

B5変型判
並製
150頁

定価（本体2,300円＋税）

CONTENTS
1章　褥瘡ケアのエビデンス
2章　エビデンスに基づく褥瘡ケアの実践
3章　研究を褥瘡ケアに活用する
4章　褥瘡クリニカルパスの活用とケアの根拠